Trienen / Goer • Nackenschule

Marcus Trienen / Matthias Goer

Nackenschule
Sanfte Wege zur Beschwerdefreiheit

Limpert Verlag Wiebelsheim

Die Ratschläge in diesem Buch sind von den Autoren und dem Verlag sorgfältig erwogen und geprüft, dennoch kann keine Garantie übernommen werden. Eine Haftung der Autoren bzw. des Verlages und seiner Beauftragten für Personen-, Sach- und Vermögensschäden ist ausgeschlossen.

Bibliografische Information Der Deutschen Bibliothek
Die Deutsche Bibliothek verzeichnet diese Publikation in der Deutschen Nationalbibliografie; detaillierte bibliografische Daten sind im Internet unter http://dnb.ddb.de abrufbar.

2., überarbeitete Auflage 2008
© 2005, 2008 by Limpert Verlag GmbH, Wiebelsheim

Das Werk ist urheberrechtlich geschützt. Jede Verwertung außerhalb der engen Grenzen des Urheberrechtsgesetzes ist ohne Zustimmung des Verlages unzulässig und strafbar. Dies gilt insbesondere für Vervielfältigungen auf fotomechanischem Wege (Fotokopie/Mikrokopie), Übersetzungen, Mikroverfilmungen und die Einspeicherung und Verarbeitung in elektronischen und digitalen Systemen (CD-ROM, DVD, Internet etc.).

Fotos: bikonkav Osnabrück; Privatarchiv der Autoren
Layout und Satz: Composizione Katrin Rampp, Kempten
Druck und Verarbeitung: AZ Druck und Datentechnik GmbH, Kempten
Printed in Germany/Imprimé en Allemagne
ISBN 978-3-7853-1759-4

Inhalt

Danksagung 6
1 **Einleitung** 7
2 **Grundlagen einer Nackenschule** 11
   2.1 Anatomie 11
      2.1.1 Biomechanik 23
      2.1.2 Fehlhaltungen im Bereich Kopf/Schulter/Halswirbelsäule 30
   2.2 Nackenbeschwerden und Psyche 33
   2.3 Fernöstliche Zugänge 36
3 **Nackenbeschwerden – ein komplexes Problemfeld** 39
   3.1 Fallbeispiele und therapeutische Ansätze 40
   3.2 Das Grundmodell unserer Nackenschule 43
4 **Praxis** 45
   4.1 Körperwahrnehmung 45
   4.2 Körperhaltung 47
      4.2.1 „Innere Prozesse" und Vorstellungsarbeit (Imagination) 59
   4.3 Entspannung 64
      4.3.1 Entspannungsübungen 67
      4.3.2 Entspannungsverfahren 70
      4.3.3 Herz-Kreislauftraining zur Entspannung und Stressreduktion 78
   4.4 Dehnung 79
   4.5 Mobilisation 86
   4.6 Kräftigung 90
   4.7 Lockerungen, Schüttelungen, Ritualisierung, Centering als Stundenein- und ausstiege 105
   4.8 Stundenmodelle 111
5 **Alltagsempfehlungen** 113
   5.1 Nackenbasics 113
   5.2 Ergonomie des Bildschirmarbeitsplatzes 115
   5.3 Sport und Bewegung 117
6 **Literaturverzeichnis** 119

Danksagung

Für Miriam, Jule, Johanna und Cornelia.

Für Lara Marie, Anna Tabea und Elke.

Danke sagen wir auch unserem kompetenten und freundlichen Fotografenteam mit Petra, Thomas und Andre von www.bikonkav.de, unseren zuverlässigen „Fotomodells" Helga, Cornelia, Corinne, Maria und Tina, sowie unseren zahlreichen Korrekturlesern. Sehr geholfen hat uns die fachliche und moralische Unterstützung unserer Kollegen und die logistische Hilfe unserer Arbeitgeber, der Dörenberg-Klinik in Bad Iburg und dem Niedersächsischen Turner-Bund e.V.

Wir freuen uns über jede Form von Anregungen, Verbesserungsvorschlägen, Korrekturen, Erweiterungen oder kritischen Anmerkungen! Diese sammeln wir unter der Adresse *nackenschule@NTB-Infoline.de*. Vielen Dank im Voraus!!!

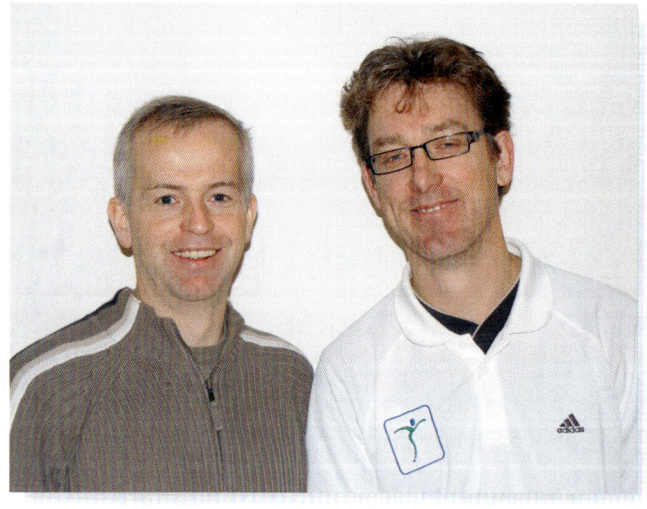

Marcus Trienen / Matthias Goer
Winter 2007

1 Einleitung

Die meisten erwachsenen Menschen können aus eigener leidvoller Erfahrung von Rückenschmerzen, Nackenverspannungen und den dazugehörigen Gymnastikprogrammen berichten. Der Informations- und Büchermarkt zur Wirbelsäulengymnastik und zu Rückenschulen ist sehr groß.

Sehr viel dürftiger sieht es hingegen bei den Themen „Nackengymnastik" oder „Nackenschule" aus. Internetsuchmaschinen geben zwar unter dem Begriff „Nackenschmerzen" mehrere tausend Web-Seiten an: Schulmedizinische Beiträge mit Empfehlungen zur Schmerztherapie stehen hier neben den Verkaufsartikeln von Hilfsmittelherstellern; Manualtherapeuten empfehlen ein Einrenken blockierter Wirbel; Mikrochirurgen verweisen auf immer bessere OP-Methoden; Sporttherapeuten und Physiotherapeuten bieten „spezielle Übungsprogramme" an. Zu guter Letzt werden zahlreiche „esoterische" Empfehlungen von der Bachblütentherapie bis zur Qi-Maschine gegeben. Doch selbst erfahrene Übungsleiter, Sportlehrer und Krankengymnasten verfügen zumeist nur über ein sehr kleines Repertoire an „Nackenschul"-Übungen. Frustrierend ist es dann, wenn diese Übungen nicht die gewünschten Wirkungen erzielen. Nicht selten klagen die Übenden sogar über eine Verstärkung ihrer Symptome. Trotz der Vielfalt an Möglichkeiten ist der nachhaltige Behandlungserfolg häufig sehr begrenzt. Die enorme Informationsflut verunsichert eher, als dass sie bei der Bewältigung der Beschwerden hilft.

Unser Konzept der „Sanften Nackenschule"

Die Behandlung chronisch kranker Menschen kostet die Gesellschaft viel Geld und ist oftmals nicht erfolgreich. Liegt es vielleicht daran, dass die Gesundheitsförderung und die Medizin geprägt sind durch immer mehr „Behandlungsmethoden"? Die Verantwortung für die eigene Gesundheit wird häufig auf die „Gesundheitsindustrie", d. h. auf Ärzte, Medikamente, Therapeuten oder Krankenkassen übertragen. Dabei liegt diese Verantwortung für das Wohl des eigenen Körpers und Geistes natürlich zuallererst bei einem selbst (sorry: Raucher, Trinker, Übergewichtige, Workaholics). Kaum jemand kümmert sich, wie es z. B. die Traditionelle Chinesische Medizin (TCM) fordert, täglich um das Wohl des eigenen Geistes und Körpers. Fast alle unserer Zivilisationserkrankungen, wozu auch die meisten Rückenproblematiken zählen, hängen aber stark von unserem persönlichen Lebensstil ab.

Einleitung

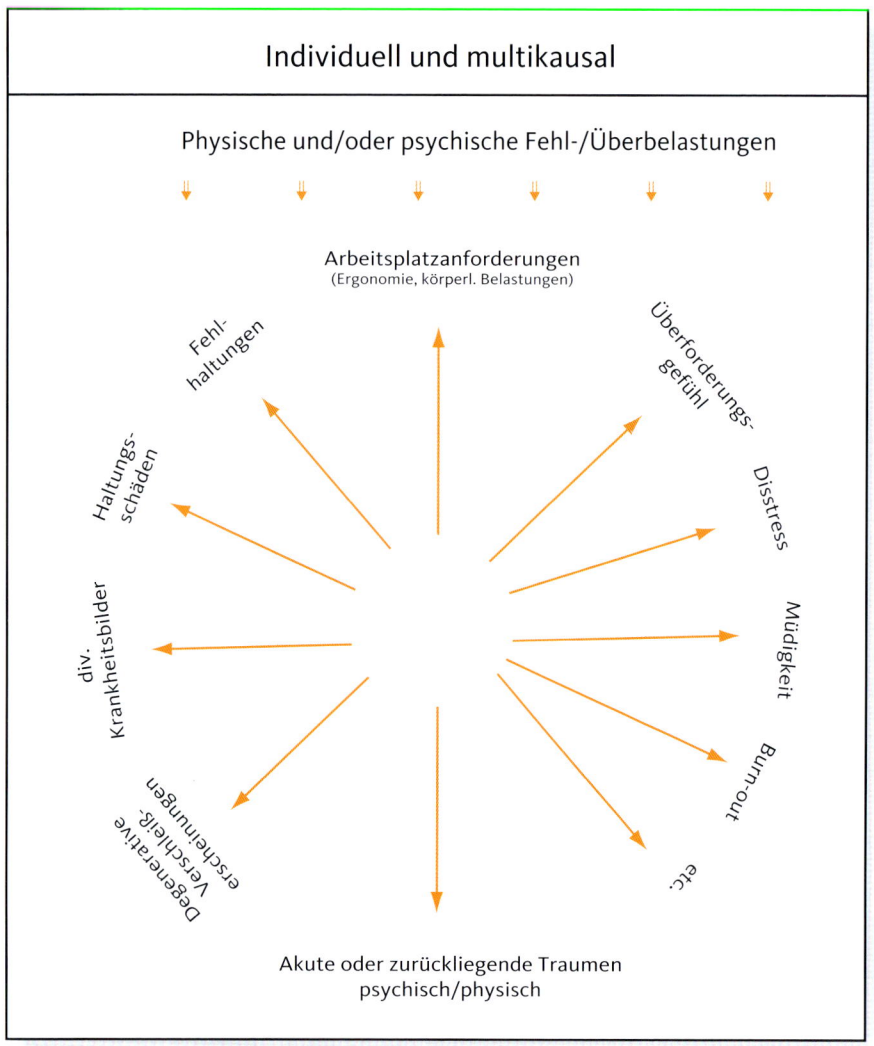

Abb.: Nackenbeschwerden – Ursachenkomplex

Die Ursachen für Nackenbeschwerden sind individuell und zumeist multikausal. So können sich „harte" Faktoren, wie Körperfehlhaltung, ungünstige Arbeitsplatzverhältnisse und Bewegungsmangel mit „weichen" Faktoren wie einer scheinbar überfordernden Lebenssituation mischen. Eindimensionale, häufig funktional-mechanische Erklärungsansätze greifen meist zu kurz.

Fälschlicherweise werden die Ursachen der Beschwerden von vielen Betroffenen – wenn überhaupt – in der persönlichen Umwelt und weniger im eigenen Verhalten bzw. der persönlichen Auseinandersetzung mit der Umwelt gesehen.

Dieses Buch soll einen Beitrag zum „Empowerment", d. h. der Stärkung von Kompetenzen, der Eigenverantwortlichkeit und Selbsthilfefähigkeit von Personen und Gruppen leisten. Hierfür wird ein Manual angeboten, mit dem Therapeuten und Übungsleiter, aber auch Betroffene individuelle Mittel und Wege finden können, die Bedeutung der Probleme dieser Körperregion zu erkennen. Körper und Mensch können wieder in Einklang gebracht und die persönlichen Ressourcen und die Selbstheilungskräfte aktiviert werden.

Die Aufgabe der Therapeuten, Lehrer und Übungsleiter ist es, dabei richtungsweisend und motivierend auf das Leben ihrer Patienten und Kursteilnehmer einzuwirken.

Es sollte bei der Nackenschule nicht um das Herunterspulen von Übungsprogrammen gehen, sondern vielmehr um die Förderung der Eigenwahrnehmung, der lustvollen Bewegung und dem Üben. Die richtige Motivation führt zu mehr Leben, Bewegung und Sport, aber auch zu mehr Selbstakzeptanz und Entspannung.

Dieses Buch wendet sich sowohl an „(Nacken)Betroffene", als auch an Sportlehrer, Physiotherapeuten und Übungsleiter. Es beinhaltet nicht nur eine Übungssammlung, sondern ein schlüssiges und differenziertes Konzept. Anhand dieses Konzeptes wird es für erfahrene Kursleiter wie für Betroffene kein Problem sein, eine Vielzahl von weiteren Übungen in das Übungsprogramm einzubauen.

Das vorgestellte Nackenschulkonzept ist durch den behutsamen, sanften Umgang mit dem Körper geprägt, wobei „sanft" nicht mit „leicht" und „einfach" verwechselt werden darf. Die dargestellten Übungen beinhalten nahezu ohne Ausnahme einen hohen „Arbeitsanteil" und große körperliche/geistige Anstrengungen. Dieses wahrzunehmen ist ein erster Schritt hin zu einem effizienten und verantwortungsbewussten Umgang mit dem eigenen Körper.

In der Physio- und Sporttherapie sowie in der funktionellen Gymnastik gibt es u. E. zu viele feste Regeln, Dogmen oder auch Ideologien. Daher ist jeder Leser willkommen, der sich inspirieren lassen oder einfach nur einzelne Übungen nutzen möchte.

Zum Aufbau des Buches

Zunächst werden die theoretischen Grundpfeiler des Konzeptes vorgestellt: Die Anatomie des Nackenbereiches, die psychologischen Aspekte sowie fernöstliche, energetische Ansätze. Anschließend werden – und das ist in der Literatur neu! – diese drei Ansätze verbunden und anhand von drei Fallbeispielen zusammengeführt.

Darauf aufbauend präsentieren wir ein Modell zur Gewichtung von Bewegungsinhalten, welches einen allgemeinen Rahmen und eine Struktur für die Schwerpunkte einer Nackenschule gibt und trotzdem genügend Raum lässt, um auf die individuellen Beschwerden einzugehen.

Das vierte Kapitel stellt den Schwerpunkt des Buches dar. Es beinhaltet vielfältige Übungen zur Wahrnehmung und Haltung des Körpers, zur Entspannung, Dehnung, Mobilisation, Kräftigung und Lockerung. In den meisten Fällen werden die Übungen ohne die direkte Anrede beschrieben. Einige Übungen, insbesondere in der Entspannung, sind als direkte Übungsanweisungen aufgeführt. Hierbei wurde die „Du-Form" gewählt. Diese erschien uns im Sinne einer vertrauten Gruppensituation, z. B. im Vereinsleben, als angemessen.

Abschließend werden einige grundsätzliche Verhaltensregeln für den Alltag, wie auch für Sport und Arbeitsplatz gegeben, mit denen Nackenbeschwerden vorgebeugt werden sollen.

> Wir wünschen dem Leser und vor allem allen Teilnehmern von Nackenschulkursen, Gruppen und Patienten viel Spaß und Erfolg!

2 Grundlagen einer Nackenschule

2.1 Anatomie

Der Aufbau und die Funktion der gesamten Wirbelsäule finden sich in jedem Wirbelsäulen- und Rückenschulbuch beschrieben. Sie hat einen extrem beweglichen Aufbau und wird durch die Verspannung, Vertauung oder „Verdrahtung" durch Sehnen, Bänder und Muskulatur zum zentralen, stabilen Fixationsbereich für nahezu alle Aktivitäten des menschlichen Körpers.

Im Folgenden wird die Anatomie der Halswirbelsäule und des Schultergürtels im Vordergrund stehen.

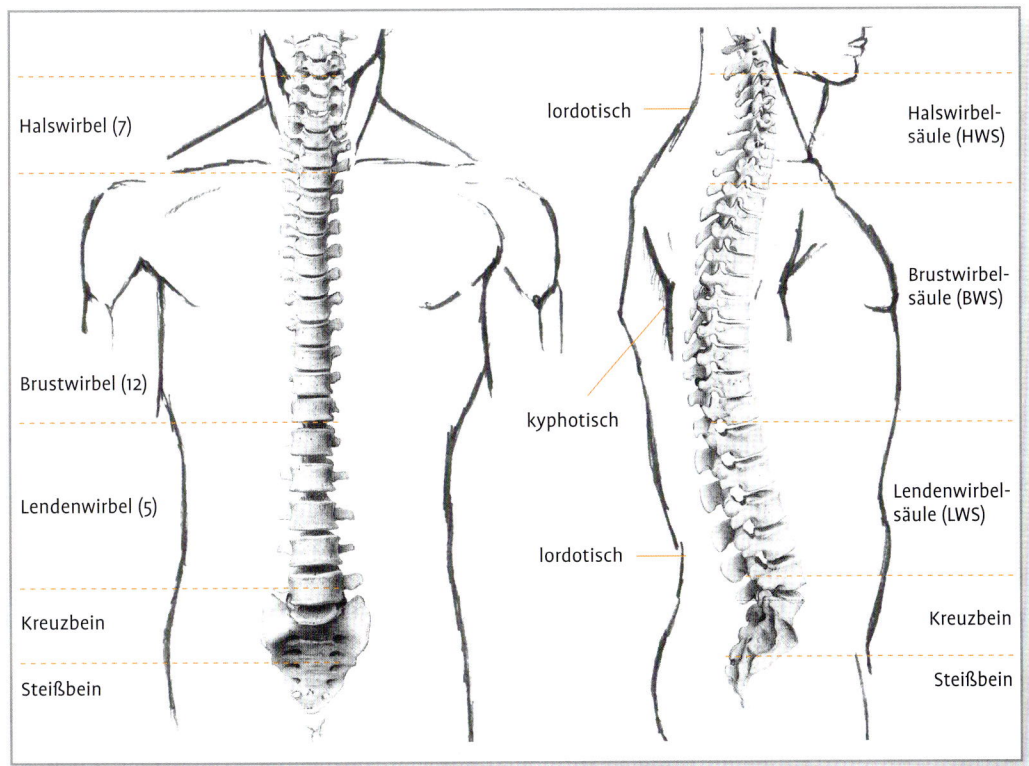

Abb.: Die Wirbelsäule (WS) des menschlichen Körpers

Anatomie

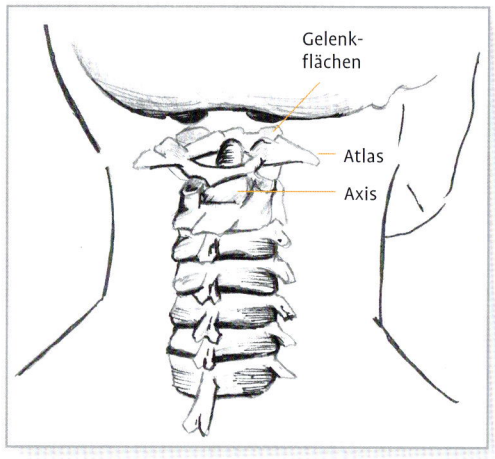

Abb.: Die Halswirbelsäule (HWS)

Die Halswirbelsäule

Die Halswirblsäule (HWS) besteht aus den ersten sieben der insgesamt 33 Wirbelknochen. Sie ist „lordotisch", d.h. ähnlich der Lendenwirbelsäule mit einer Rundung nach vorne aufgebaut. Da die Halswirbelsäule als der „Cervicalbereich" (cervicula (lt.) = Hals; cervical (lt.) = Kopfkissen) der Wirbelsäule (WS) benannt ist, werden die einzelnen Halswirbel in der Reihenfolge von oben nach unten mit c1 bis c7 beschrieben.

Die HWS kann anatomisch und funktionell unterteilt werden in die:

- obere Halswirbelsäule, mit den ersten beiden besonderen Wirbel – dem Atlas (c1) und dem Axis (c2) und ihrer Verbindung zur Schädelbasis – und in die
- untere Halswirbelsäule (c3 – c7).

Die obere Halswirbelsäule

Der Atlas ist im Gegensatz zu den anderen Wirbeln ein knöcherner Ring ohne massiven Wirbelkörper, allerdings mit ausgeprägten Querfortsätzen. Die oberen Gelenkflächen sind löffelförmig (bikonkav) und finden ihr eiförmiges Pendant an den Gelenkflächen des Hinterhauptes.

Der Axis verfügt über einen ausgeprägten Wirbelkörper, auf dem sich nach oben hin ein großer zahnförmiger Zapfen, der Dens Axis, befindet. Dieser stellt ein wichtiges Verbindungsstück und die Achse der Bewegung zwischen dem Atlas und dem Axis dar. Der Axis verfügt darüber hinaus über zwei kreisrunde, leicht nach außen abfallende Gelenkflächen, die ihn mit dem Atlas verbinden.

Die Schädelbasis und die Wirbel der oberen Wirbelsäule sind durch das obere Kopfgelenk (Atlantookzipalgelenk) und das untere Kopf-

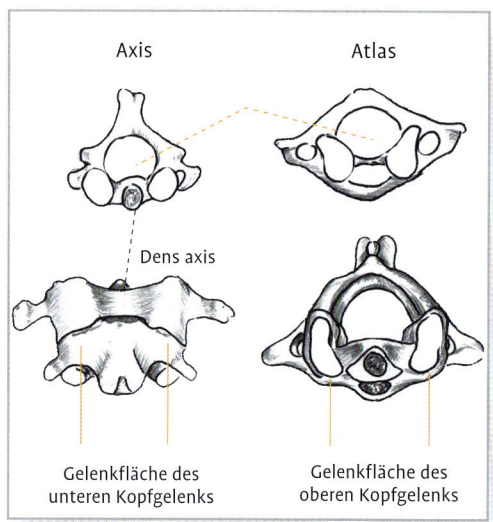

Abb.: Die Wirbel der oberen Halswirbelsäule

gelenk (Atlantoaxialgelenk) verbunden. Sie verfügen als einzige Wirbelverbindungen der beweglichen Wirbelsäule über keine Zwischenwirbel- bzw. Bandscheiben.

Die untere Halswirbelsäule
Die Wirbel der unteren HWS (c3 – c7) verfügen über den „klassischen" Aufbau eines Wirbels mit Wirbelkörper, Wirbelbogen, den beiden Querfortsätzen, einem Dornfortsatz sowie den Gelenkfortsätzen. Der Wirbelkörper bildet gemeinsam mit dem Wirbelbogen das Wirbelloch, durch welches das Rückenmark verläuft. Durch die Zwischenwirbellöcher verlassen Nervenbahnen den „sicheren" Wirbelkanal und verbinden bestimmte Körperareale mit dem zentralen Nervensystem (ZNS). Im Austrittsbereich der Nervenbahnen, an den Zwischenwirbellöchern, gibt es einen natürlichen Engpass.

Wird dieser Engpass zum Beispiel durch altersbedingte Höhenabnahme der Zwischenwirbelscheiben (Bandscheiben) oder durch den Austritt von Bandscheibengewebe weiter verengt, so kann das u. a. zu Nervenkompressionen und somit zu Funktionsstörungen führen. Diese können sich als Schmerzen, Taubheitsgefühle, Muskelschwächen und Muskelspannungen in den zu versorgenden Arealen (Dermatomen) äußern. Werden z. B. die austretenden Nerven zwischen c3/c4 gereizt, so können sensible (Taubheits-

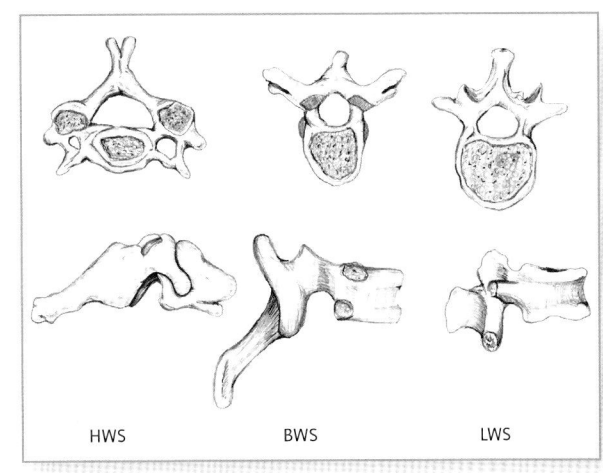

Abb.: Wirbel der Hals-, Brust- und Lendenwirbelsäule

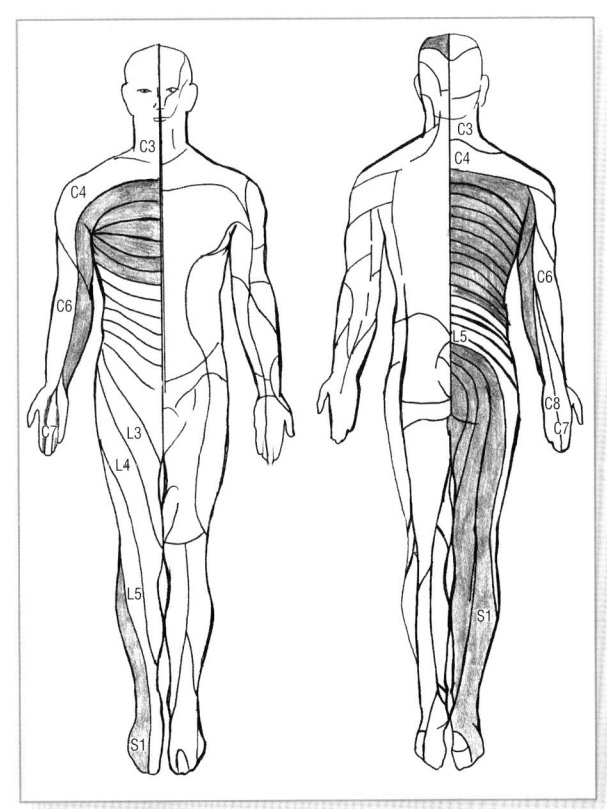

Abb.: Versorgungsbereiche (Dermatome) der einzelnen Wirbelsegmente

Anatomie

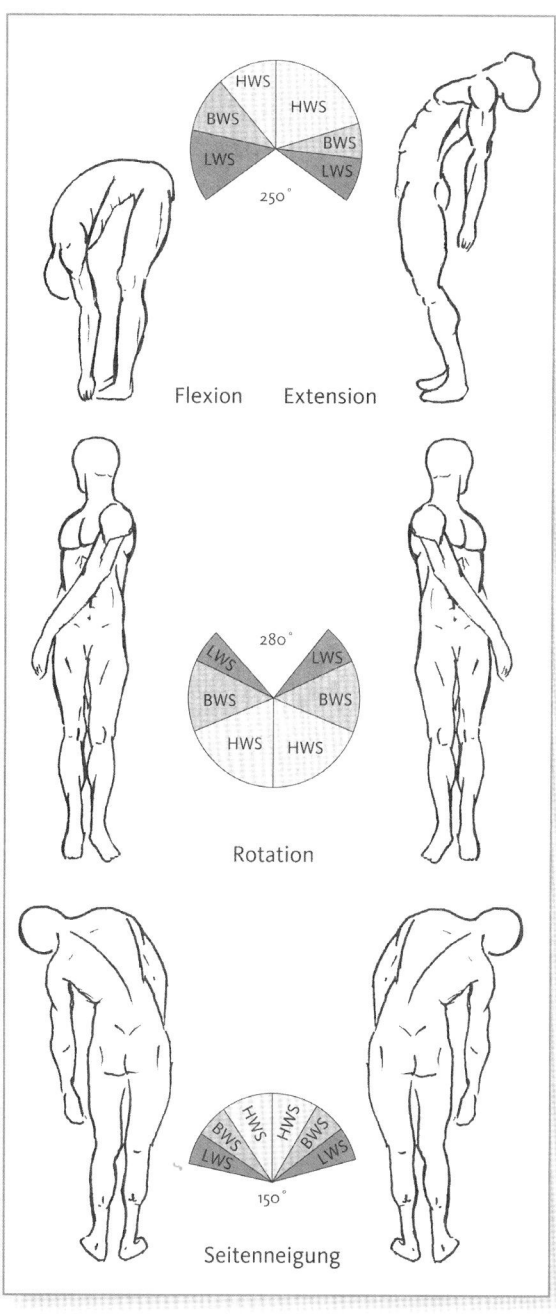

Abb.: Maximale Gelenkigkeit der Wirbelsäule

gefühl) oder motorische (Muskelschwäche) Störungen im Schulterbereich entstehen. Eine Störung zwischen c5/c6 würde eher den äußeren Armbereich bis zum Daumen betreffen.

Eine Besonderheit der Wirbel der HWS sind die Löcher in den Querfortsätzen, durch die sich die Wirbelarterien ziehen, die das Gehirn mit Blut versorgen.

Herauszuheben ist noch der „prominente" c7 (vertebra prominens), der aufgrund seines großen Dornfortsatzes als erster durch die Haut gut tastbar ist.

Die Mobilität der Halswirbelsäule

Die Beuge-Streckfähigkeit beträgt für die gesamte HWS ca. 130°, wobei ca. 100 – 110° aus der unteren und 20 – 30° über die obere HWS erzielt wird. Das Atlantookzipalgelenk ist das Gelenk mit dem größten Beuge- und Streckradius in der gesamten Wirbelsäule.

Die Seitneigung in der HWS ist jeweils bis ca. 45° möglich, wobei nur ca. 8° über die Kopfgelenke/obere HWS und der Rest über die untere HWS erreicht wird.

Die maximale Drehbewegung des Kopfes beträgt ca. 80 – 90° pro Seite, davon fallen etwa 25° auf die Kopfgelenke/obere HWS. Das Atlantoaxialgelenk ist das Gelenk mit dem größten Rotatiosradius (Bewegungsradius in Rotation) in der gesamten WS.

Anatomie

Bezogen auf die gesamte WS ist die Halswirbelsäule der mit Abstand beweglichste Bereich in allen Bewegungsrichtungen. Dies erscheint auch sinnvoll, da unsere wichtigsten „Außenwahrnehmungsorgane" (Augen, Ohren, Nase) somit schnell und gezielt in einem nahezu 300° Wahrnehmungsfeld ausgerichtet werden können. So hilfreich diese extreme Beweglichkeit der HWS im Alltag auch ist, bedingt sie jedoch auch eine besondere Anfälligkeit für Störungen und Verschleiß. Leider unterscheidet sich der menschliche Körper hier nicht von anderen mechanischen Systemen.

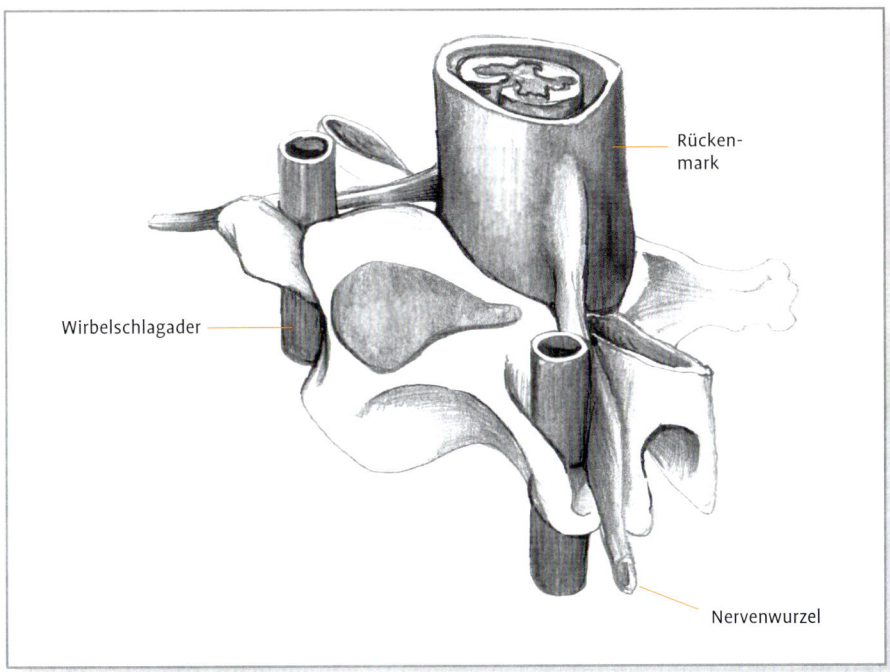

Abb.: Die Wirbelschlagader

Arterien
Es gibt grundsätzlich zwei Arterien, die für die Versorgung des Gehirns zuständig sind:
- die Kopf- oder Halsschlagader (A. carotis communis) und
- die Wirbelschlagader (A. vertebralis).

Die große Kopfschlagader ist an verschiedene Muskeln (z. B. dem Kopfwendemuskel) zwischen HWS und Luftröhre angelagert. Sie teilt sich noch einmal in die innere und die äußere Kopfarterie (A. carotis interna und externa). Die Äußere versorgt schwerpunktmäßig den Gesichts-, Kopf-

Anatomie

und Nackenbereich. Die innere Kopfarterie versorgt im Inneren des Schädels vor allem Teile des Gehirns. Langfristige Anspannung der umliegenden Muskulatur kann die Blutversorgung einschränken.

Die Wirbelschlagader verläuft durch die seitlichen Querfortsatzlöcher der Halswirbel und versorgt ebenfalls Teile des Gehirns mit Blut. Auch hier können eine chronische Fehlhaltung, wie auch degenerative Veränderungen an den knöchernen Strukturen Einfluss auf die Blutversorgung des Gehirns haben. Andersherum können auch Veränderungen in der zerebralen Blutversorgung (z. B. Zerebralsklerose) Einfluss auf die Befindlichkeiten im Schulter/Nacken/Kopfbereich nehmen. Mögliche Symptome wären u. a. Kopfschmerzen, Tinnitus, Sehstörungen oder Schwindel.

Der Schultergürtel
Der Schultergürtel stellt die Verbindung der oberen Extremität mit dem Rumpf dar. Viele Muskeln, die auch großen Einfluss auf den Nackenbereich und die HWS haben, finden hier ihren Ansatzpunkt.

Die Schultermuskulatur hat häufig, wie in den folgenden Kapiteln dargestellt wird, eine elementare Bedeutung für die Entstehung von Verspannungs- und Überbelastungssymtomen in Schulter-/Nackenbereich. Andersherum kann durch das bewusste Ansteuern der Schultergürtelmuskulatur positiv Einfluss auf die Körperhaltung, insbesondere im Bereich der Brust- und Halswirbelsäule, genommen werden.

Der Schultergürtel besteht aus den beiden sehr beweglichen Schulterblättern (scapula), welche die Schultergelenkpfannen für die gelenkige Verbindung zum Oberarm tragen, und den beiden Schlüsselbeinen (clavicula), die über ihre Verbindung mit dem Brustbein (sternum), die Verbindung mit dem Rumpf darstellen.

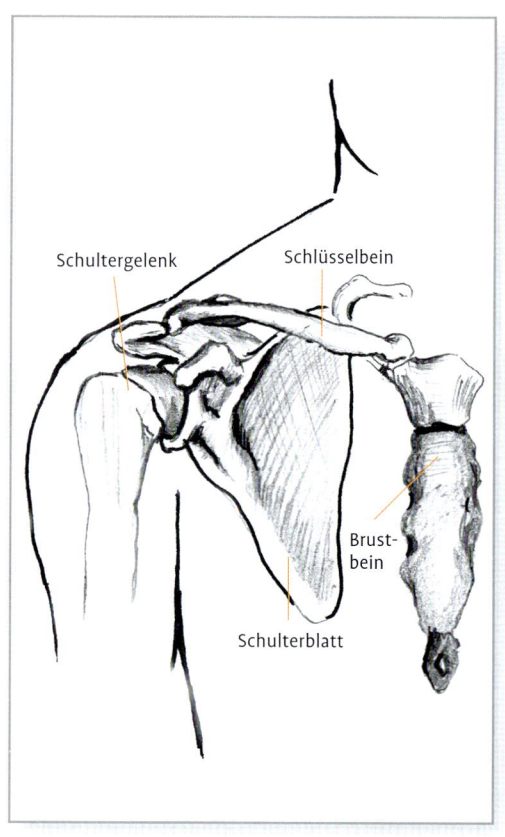

Abb.: Schultergürtel von vorne

Anatomie

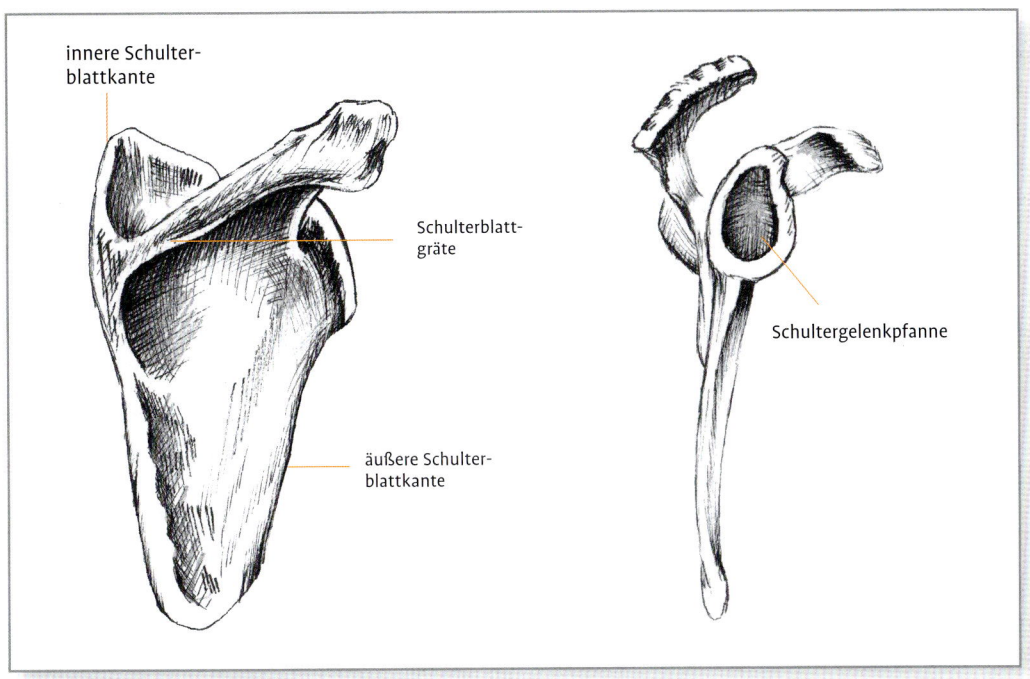

Abb.: Das Schulterblatt von hinten und von der Seite.

Die wichtigsten Muskeln für die Nackenschule

Muskulatur, die vor der Halswirbelsäule liegt (Prävertebrale Muskulatur):

Langer Halsmuskel (m. longus colli)
Der lange Halsmuskel verläuft mit seinen verschiedenen Teilen vom Atlas (c1) bis zum 3. Brustwirbel (th3). Er verspannt die HWS mit den ersten drei Brustwirbeln.

Seine Hauptfunktion ist die Beugung („Kinn zur Brust") und bei einseitiger Kontraktion die Seitneigung der Halswirbelsäule.

Langer Kopfmuskel (m. longus capitis)
Der sehr mittig gelegene Muskel verläuft vom Schädel bis zu den Querfortsätzen der 3–6 Halswirbel (c3–c6). Seine Hauptfunktion ist die Beugung des Kopfes („Kinn zur Brust"), insbesondere des oberen Kopfgelenkes. Dadurch kommt es gleichzeitig zu einer Streckung im oberen HWS-Abschnitt. Bei einseitiger Kontraktion kommt es zur Beugung und Seitneigung des Kopfes.

Vorderer gerader Kopfmuskel/seitlicher gerader Kopfmuskel (m. rectus capitis anterior und lateralis)
Beide Muskeln haben ihren Ursprung am Querfortsatz des Atlaswirbels und ziehen zum Schädel. Sie sind ausschließlich für Bewegungen (Beugung, bei einseitiger Kontraktion Seitneigung) im oberen Kopfgelenk zuständig. Eine isolierte Beugung im Kopfgelenk führt indirekt zu einer Streckung der Halswirbelsäule.

Treppenmuskeln (mm. scaleni)
Diese Muskelgruppe besteht aus drei Muskeln, die die Querfortsätze der unteren Halswirbelsäule (c2 – c6) mit der 1. und 2. Rippe verbinden.

Hauptfunktionen sind die Beugung der Halswirbelsäule (untere Halswirbelsäule), bei einseitiger Kontraktion die Seitneigung und die Rotation zur kontrahierten Seite. Die Muskeln sind die wichtigsten Stabilisatoren an der vorderen Halsseite. Sie sind die Gegenspieler für den absteigenden Teil des Trapezmuskels und des Schulterblatthebers.

Die Treppenmuskeln unterstützen die Einatmung, indem sie helfen, die Rippen zu heben. Sie sind die einzigen Muskeln, die die oberen Rippen anheben.

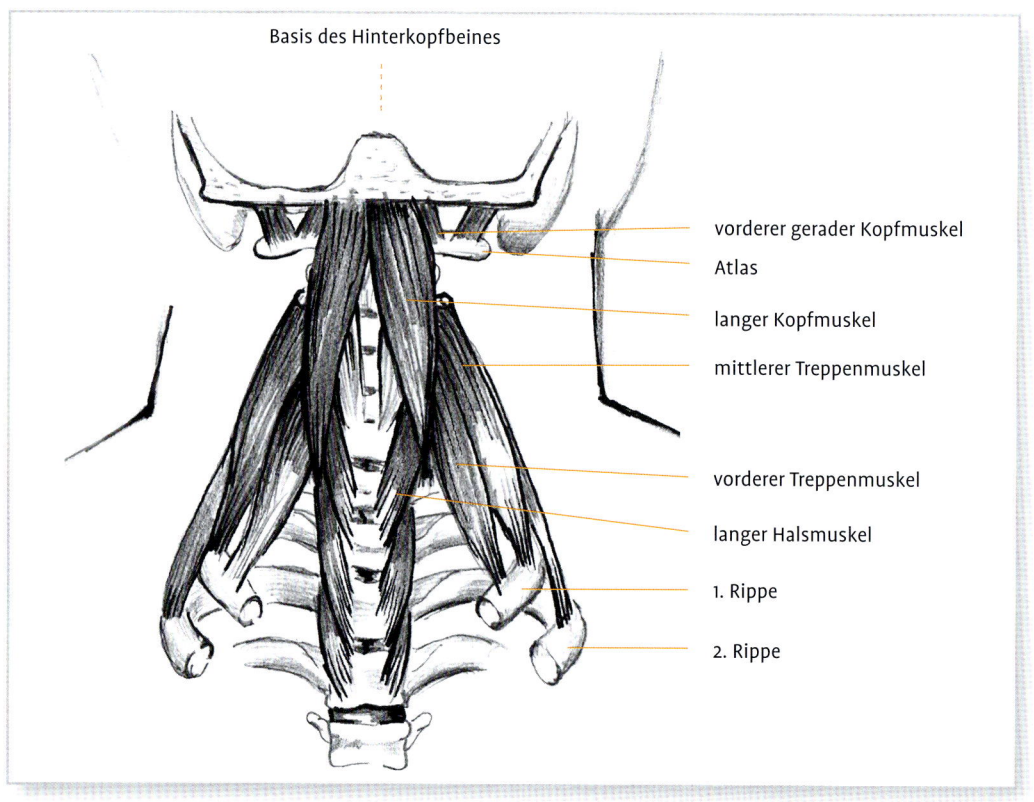

Abb.: Vordere Nackenmuskulatur

Anatomie

Die tiefe Schicht der Nackenmuskulatur

Die kurzen Kopf-Nackenmuskeln

Die kurzen Nackenmuskeln bestehen aus Muskeln, die die knöchernen Elemente der oberen Halswirbelsäule miteinander verbinden (Hinterhaupt, Atlas, Axis). Sie wirken ausschließlich und direkt auf die Kopfgelenke und sind für die Feinsteuerung der Bewegungen sowie für notwendige Kompensationsbewegungen verantwortlich.

Riemenmuskel (m. splenius)

Der Riemenmuskel verläuft von den Dornfortsätzen der oberen Brustwirbelsäule/unteren Halswirbelsäule zu den Querfortsätzen der oberen Halswirbelsäule und dem Schädel (spinotransversal). Er streckt die Halswirbelsäule und den Kopf und lordosiert die Halswirbelsäule dabei. Bei einer einseitigen Kontraktion entsteht eine Streckung, Seitneigung und Drehung zur Gegenseite.

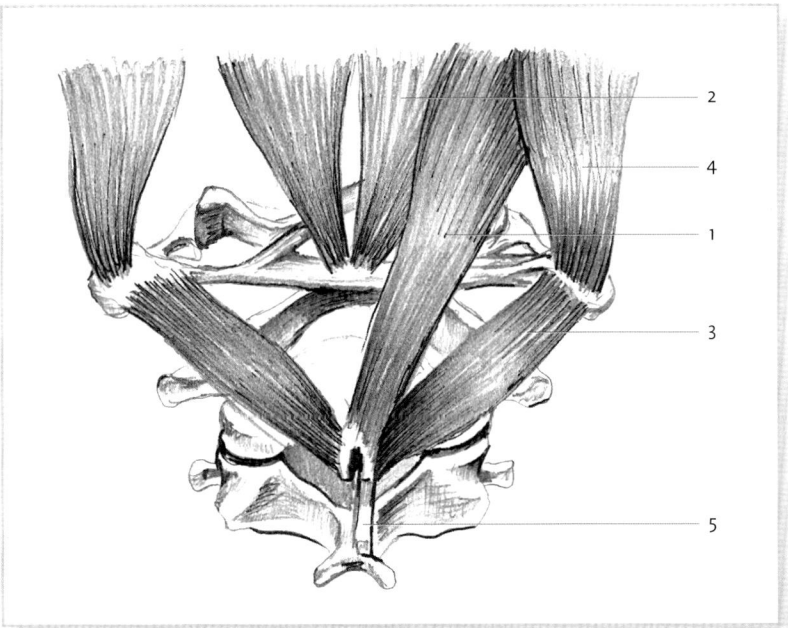

Abb.: Die kurzen Kopf-Nackenmuskeln
1 großer hinterer gerader Kopfmuskel (m. rectus capitis posterior major);
2 kleiner hinterer gerader Kopfmuskel (m. rectus capitis posterior minor);
3 unterer schräger Kopfmuskel (m. obliquus capitis inferior);
4 oberer schräger Kopfmuskel (m. obliquus capitis superior);
5 Zwischendornfortsatzmuskel (m. interspinales)

Anatomie

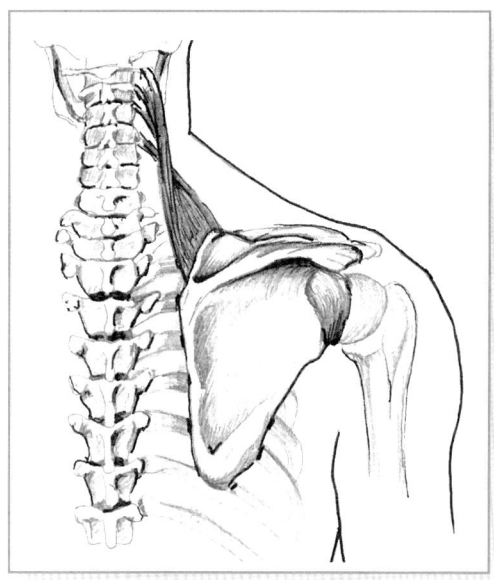

Abb.: Schulterblattheber

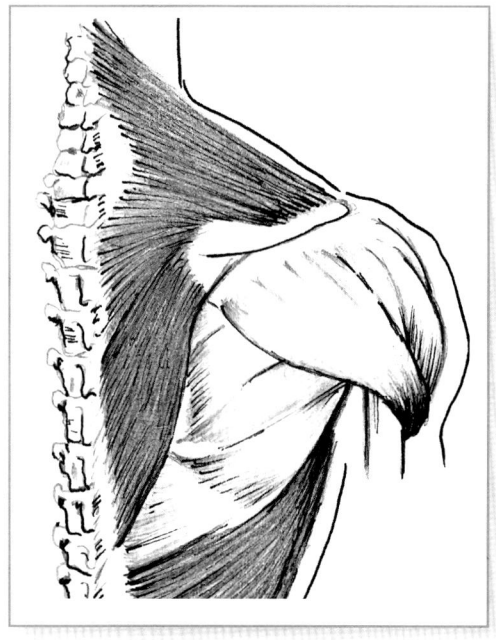

Abb.: Kapuzen- oder Trapezmuskel

Muskeln des Schultergürtels

Schulterblattheber (m. levator scapulae)
Der Schulterblattheber verläuft von den Querfortsätzen der ersten vier Halswirbel zum inneren oberen Winkel des Schulterblattes (scapula). Bei fixiertem Schulterblatt streckt er die Halswirbelsäule und lordosiert sie. Einseitig streckt er die Halswirbelsäule bei gleichzeitiger Seitneigung und Rotation zur kontrahierten Seite. Bei fixierter HWS hebt er das Schulterblatt an.

Kapuzenmuskel oder Trapezmuskel (m. trapezius)
Der Kapuzenmuskel entspringt vom Hinterhaupt und den Dornfortsätzen der Hals- und Brustwirbelsäule und setzt an Schulterblattgräte und teilweise am Rabenschnabelfortsatz des Schulerblattes an. Er wird in drei funktionelle Anteile unterteilt.

Der absteigende oder auch obere Anteil (m. trapezius pars descendens) hebt den Schultergürtel an bzw. verhindert ein Absinken, wenn eine äußere Kraft (z. B. Einkaufstasche) wirkt. Er streckt die HWS und dreht den Kopf zur Gegenseite.

Der waagerechte oder mittlere Anteil (m. trapezius pars transversa) presst das Schulterblatt an den Thorax und zieht es Richtung Wirbelsäule. Damit wird der gesamte Schultergürtel nach hinten bewegt und die BWS indirekt aufgerichtet.

Der aufsteigende oder untere Anteil (m. trapezius pars ascendens) bewegt das Schulterblatt nach innen und unten. Bei einer Zusammenarbeit zwischen aufsteigenden und absteigenden Anteil wird das Schulterblatt gedreht, so dass die Schultergelenkspfanne nach oben bewegt wird. **Dies ist wichtig für das Anheben der Arme über Schulterhöhe.**

Kopfwendemuskel
(m. sternocleidomastoideus)
Der Kopfwendemuskel entspringt von Brustbein und Schlüsselbein und setzt am Hinterkopf (hinten unterhalb des Ohres) ca. zwei Finger vor dem Ansatz des Trapezmuskels an. Bei einseitiger Kontraktion dreht er den Kopf zur Gegenseite, neigt ihn zur gleichen Seite und streckt im oberen Kopfgelenk. Bei beidseitiger Kontraktion wird die HWS im unteren Bereich verstärkt lordosiert und im oberen Bereich gestreckt. Der Kopfwendemuskel hat eine sehr enge Beziehung zum Trapezmuskel. Manchmal ist die klare Trennung der beiden Muskeln nicht gegeben.

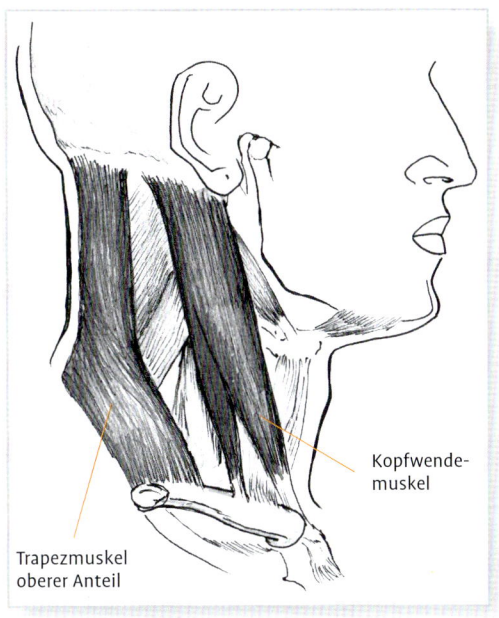

Abb.: Kopfwendemuskel

Rautenmuskel (m. rhomboideus)
Der Rautenmuskel entspringt an den Dornfortsätzen der unteren HWS und oberen BWS (c6–th4) und setzt an der inneren Seite des Schulterblattes an. Es wird noch einmal zwischen dem kleinen und dem großen Rautenmuskel unterschieden, ohne dass sie unterschiedliche Funktionen übernehmen. Der Rautenmuskel presst das Schulterblatt an den Brustkorb und zieht es zur Wirbelsäule.

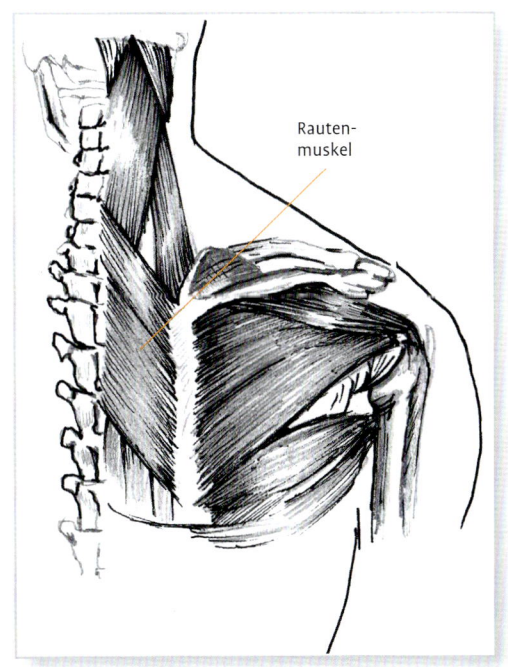

Abb.: Rautenmuskel

Anatomie

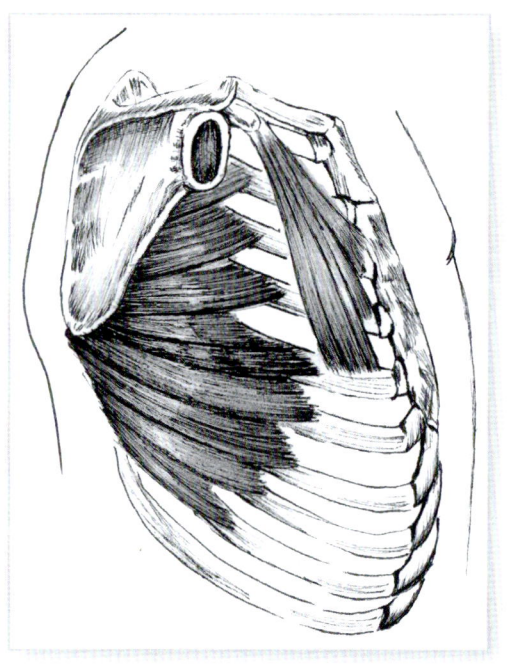

Abb.: Vorderer Sägemuskel

Vorderer Sägemuskel (m. serratus anterior)
Der vordere Sägemuskel entspringt von den ersten 9 Rippen und zieht zwischen Rippe und Schulterblatt bis zum inneren Rand des Schulterblattes. Er kann mit seinen drei Teilen (oberen, mittleren, unteren) das Schulterblatt nach außen ziehen. Er ist verantwortlich für die Fixierung der Schulterblattes am Brustkorb und ist mitverantwortlich für die Drehungen (Rotation) des Schulterblattes.

Eine Schwäche/Lähmung führt zu ein sog. Engelsflügelchen (die Innenkante der Schulterblätter schaut sehr stark hervor) und macht das Armheben über 90° unmöglich.

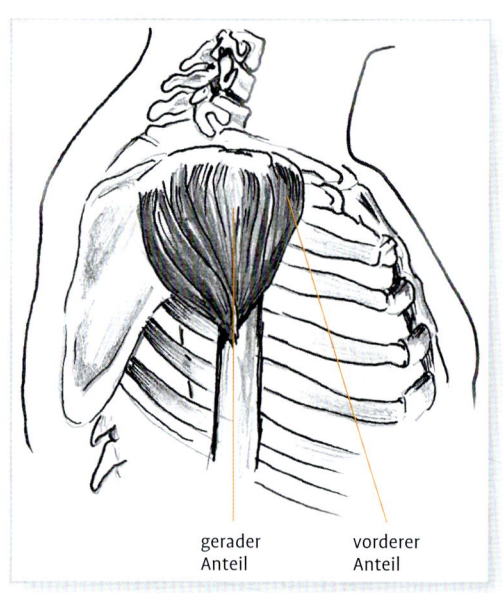

gerader Anteil   vorderer Anteil

Abb.: Deltamuskel

Deltamuskel (m. deltoideus)
Der Deltamuskel entspringt vom Schlüsselbein, dem oberen Ende (Acromion) der Schulterblattgräte und dem unteren Rand der Schulterblattgräte und setzt am oberen Drittel außen am Oberarm an. Der Muskel umhüllt das große Schultergelenk und ist mit seinen verschiedenen Anteilen an allen Bewegungen des Oberarmes beteiligt. Für das seitliche Armheben bis 90° ist er nahezu alleine verantwortlich.

2.1.1 Biomechanik

Unsere Haltung

Ähnlich wie beim Hausbau gründet unsere Schulter- und Nackenhaltung auf ein stabiles Fundament. Dieses Fundament besteht aus einem gut funktionierenden Beinapparat, einem leicht gekippt eingestellten Becken im Sitzen, Stehen und Gehen.

Eine darauf aufbauend lotrechte Haltung der zentralen Achse Wirbelsäule gewährleistet ein adäquat belastetes Skelettsystem und ökonomisch arbeitende Muskeln.

Zum Aufbau einer entspannt aufrechten Haltung benötigen wir keine Muskelberge (Die Verheißung „Ein starker Rücken kennt keine Schmerzen" ist ein Mythos!).

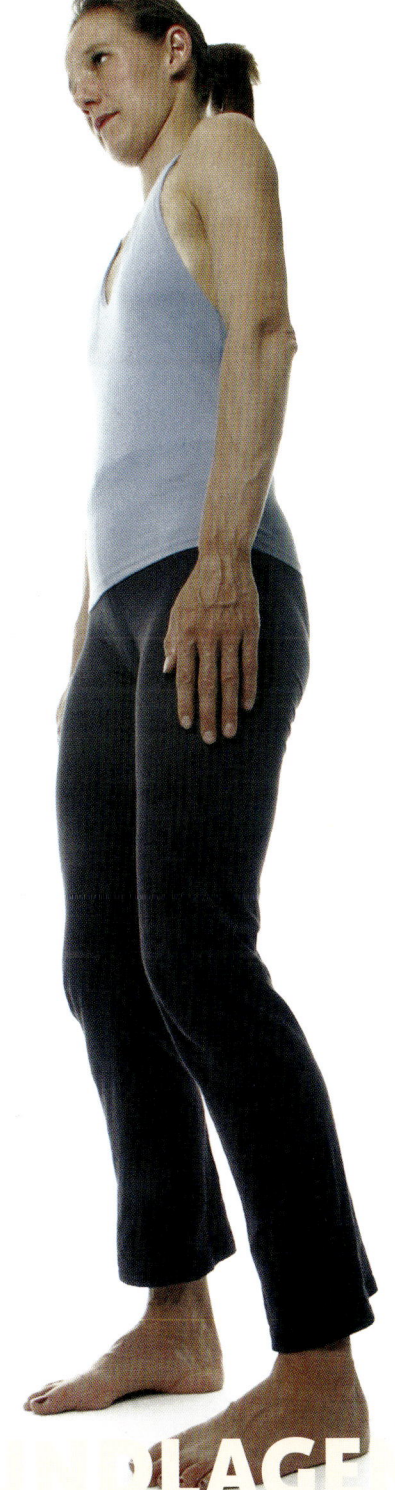

Abb.: Der Stand – vom Fundament bis zum Kopf

Anatomie

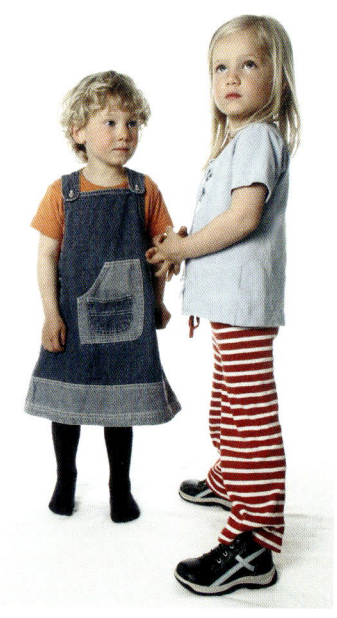

Bei Kindern ist die gewünschte Haltung häufig noch mit einer natürlichen Leichtigkeit und Aufrichtung zu sehen.

Abb.: Die natürliche Haltung

Biomechanische Schritte zu einer funktionellen Haltungskorrektur in der Nackenschule

1. Brustkorbaufrichtung

Der Brustkorb ist das Fundament des Schultergürtels. Auf ihn baut sich die Schulter mit Schulterblatt und Schlüsselbein und der gelenkigen Verbindung zum Brustbein auf. Eine Streckung oder Aufrichtung der Brustwirbelsäule hat zur Folge, dass sich unsere Schulterblätter der Wirbelsäule annähern, die Schlüsselbeine sich nach hinten drehen und die Oberarmköpfe ideal in der Gelenkpfanne des großen Schultergelenkes stehen. Der Kopf wandert über den Schultergürtel nach hinten. Der Kopfschwerpunkt nähert sich der Bewegungsachse. Die Belastung für den Schulter/Nackenbereich nimmt ab.

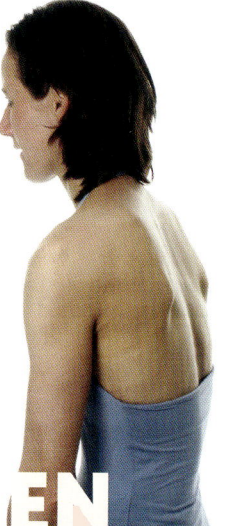 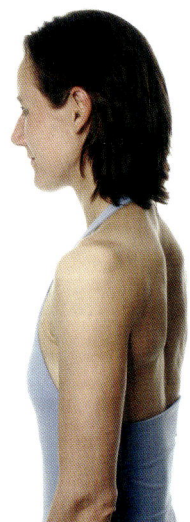

Abb.: Brustkorbaufrichtung

2. Der Schultergürtel liegt/sitzt (wie ein Rucksack):

Der Schulterbereich ist biomechanisch wie ein Gürtel konzipiert, der die meiste Zeit entspannt auf dem Brustkorb aufliegen sollte. Nur bei Bewegungen des Arms über Schulterhöhe ändert sich dieses. Wird der Schultergürtel nicht wie eine Rucksack auf dem Brustkorb abgelegt, so sind sehr viele Muskeln an der Positionierung und Fixierung beteiligt. Diese können sich bei zu häufiger oder chronischer Aktivierung verspannen.

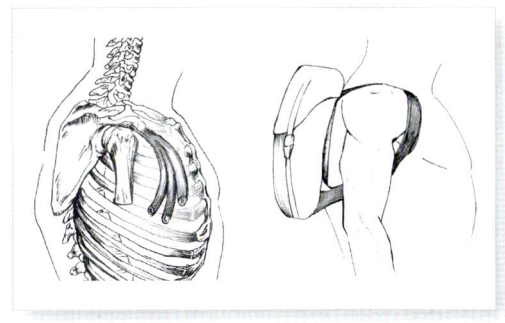

Abb.: Schulter(blatt) liegt auf auf dem Brustkorb und zieht nach unten.

3. Die Schulterblätter können in alle Richtungen gleiten und können sich drehen:

Jede größere Armbewegung ist mit einer Schulterblattbewegung kombiniert. Je nach Bewegung gleiten die Schulterblätter von der Wirbelsäule weg oder an sie heran, bewegen sich aufwärts oder abwärts oder werden gedreht. Für die maximale Beweglichkeit der Schulterblätter ist eine bewegliche Brustwirbelsäule eine Grundvoraussetzung. Wer mit maximal gewölbter (kyphosierter) Brustwirbelsäule versucht den Arm seitlich zu heben, wird erkennen, dass diese ungefähr auf Schulterhöhe endet. Mit aufgerichteter BWS sollte dagegen eine Überkopfbewegung unproblematisch sein.

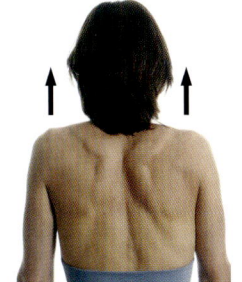 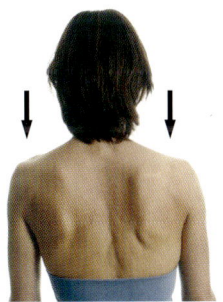 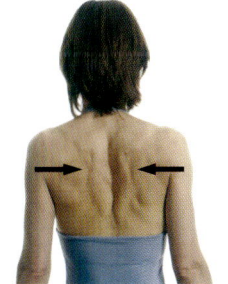 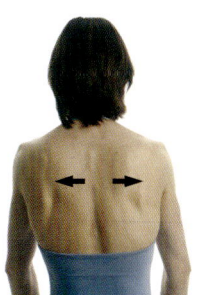

Abb.: Schulter hochgezogen und entspannt.   *Abb.: Schulterblätter zur Wirbelsäule*

Fehlt die Möglichkeit einer Aufrichtung der BWS, werden die notwendigen Bewegungen über Kompensationsmechanismen (z. B. Seit- oder Rückneigung der gesamten Wirbelsäule) ermöglicht, die eine Überbelastung einzelner Strukturen zur Folge haben können.

Anatomie

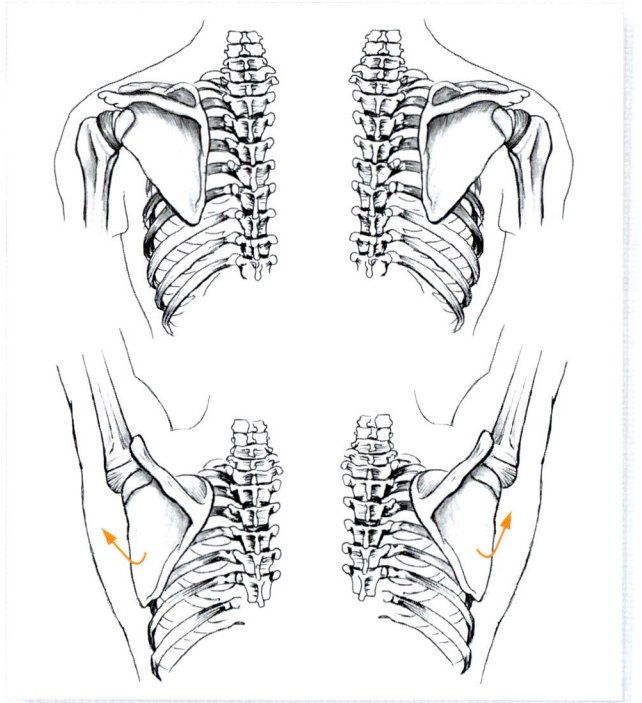

Abb.: Schulterblattbewegungen beim Armheben

4. Das Armheben

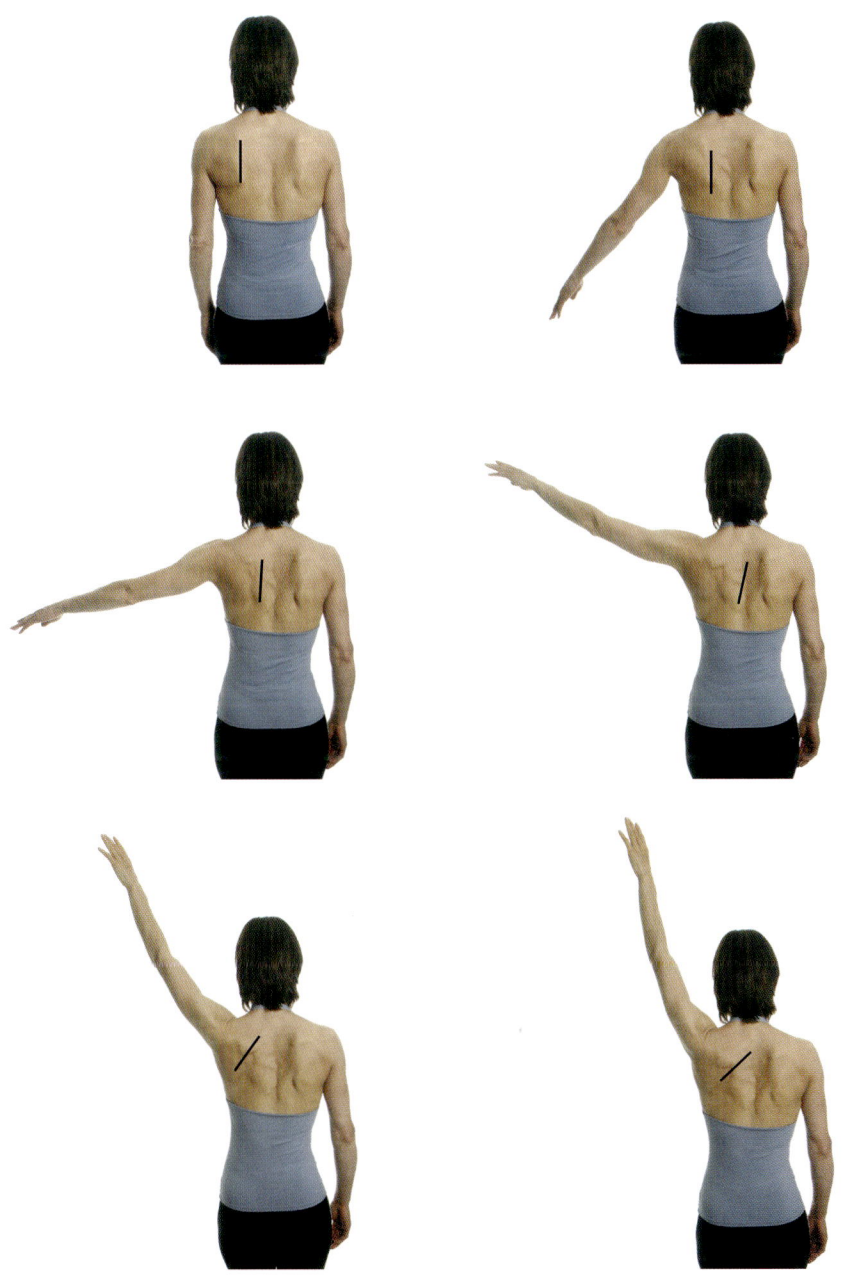

Abb.: Schulterblattbewegungen beim Armheben (Schulterblattinnenkanten eingezeichnet)

Anatomie

Es wird unterschieden zwischen
a) Armhebebewegungen unter Schulterhöhe und
b) Armhebebewegungen über Schulterhöhe.

Zu a)
Für Armbewegungen bis 90 Grad ist vorwiegend der große Deltamuskel verantwortlich. Dieser hebt den Arm und lässt den Schultergürtel auf dem Brustkorb sitzen. Die Schulterblätter bilden wie bei einem Fahrstuhl das nötige Gegengewicht. Sie werden u. a. durch die Kontraktion des unteren Anteils des Trapezmuskels etwas nach unten gezogen und dort fixiert.

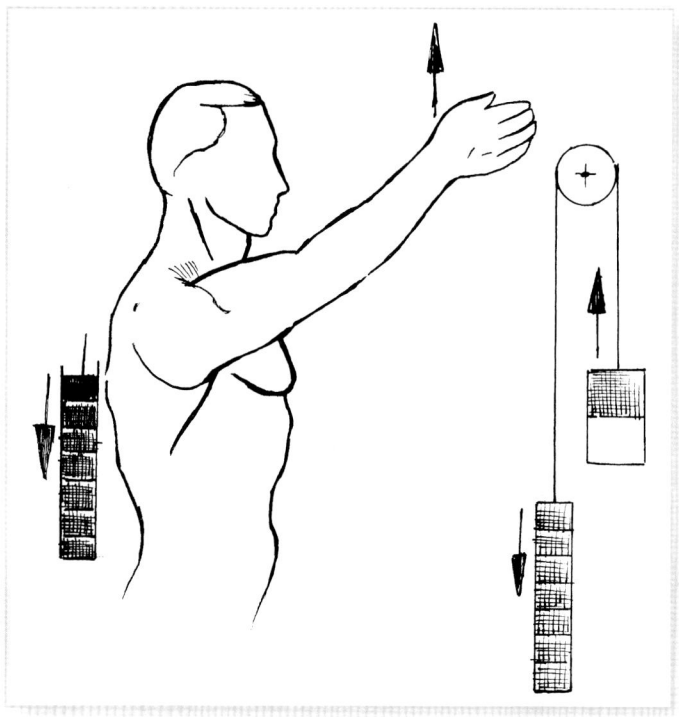

Abb.: Die Schulterblätter als Gegengewichte

Zu b)
Erst bei Armhebebewegungen oberhalb des Schultergürtels ist es notwendig, das Schulterblatt zu drehen und anzuheben. Dies gilt für seitwärtige und nach vorne gerichtete Armbewegungen. Für die Bewegungen des Schulterblattes sind dann u.a. der Schulterblatthebemuskel *(m. levator scapulae)* und der obere Anteil des Trapezmuskels *(m. trapezius pars descendens)* verantwortlich. Viele Menschen benutzen diese Muskeln schon bei Armhebebewegungen unter Schulterhöhe, so dass sie nahezu in Dauerspannung sind.

Nur mit der Schulterblattbewegung wird die Restbewegung von 90° bis 180° ermöglicht.

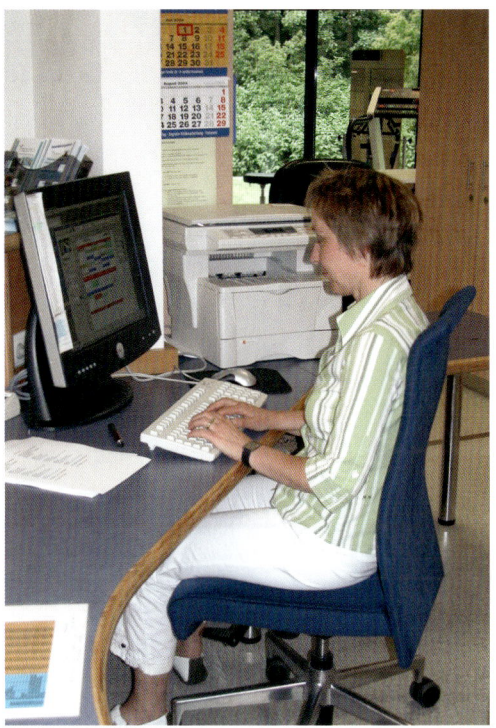

Abb.: Arbeit am Computer mit angelegten Ellenbogen

5. Die Ellenbogen bestimmen die Schulterspannung (-entspannung)

Jedes Grad Ellenbogenbewegung nach außen bewirkt Mehrarbeit im Delta-, Trapez- und Schulterblatthebermuskel. Um dieses zu vermeiden, sollen die Ellenbogen bei Tätigkeiten wie z. B. der Computerarbeit angelegt sein und bei Armhebearbeiten (z. B. Malerarbeit) möglichst „zum Boden" zeigen.

6. Der Kopf balanciert auf der HWS (über dem Schultergürtel)

Die Halswirbelsäule ist leicht nach vorne gerundet (lordotisch) eingestellt und lässt den Kopf lotgerecht über dem Schultergürtel thronen. Nur so ist gewährleistet, dass der Kopf mit wenig Muskelbeteiligung gehalten wird. Bereits in dieser Position liegt der Schwerpunkt des Kopfes vor der Drehachse, daher wird schon hier eine „Antigravitationskraft" benötigt, welche den Kopf vor dem „nach vorne Fallen" schützt. (s. Kap. 2.1.2)

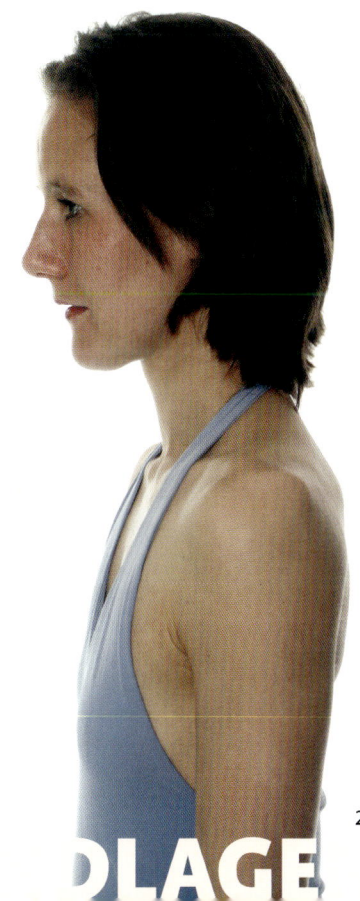

Abb.: lotrechte Kopfhaltung

2.1.2 Fehlhaltungen im Bereich Kopf/Schulter/Halswirbelsäule

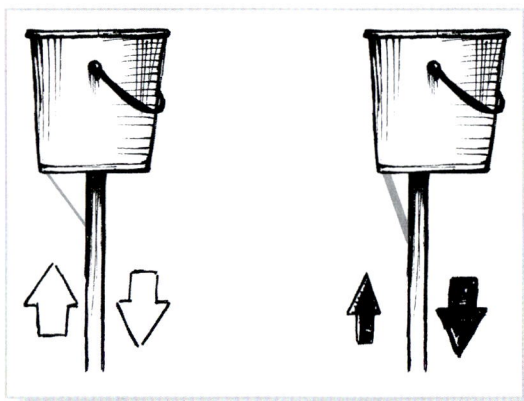

Abb.: Der Kopf (Eimer) balanciert über der Wirbelsäule (Stab)

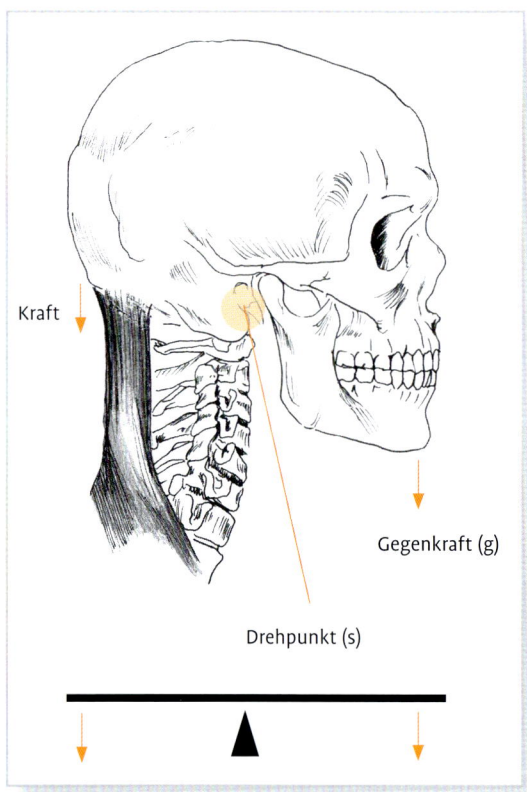

Abb. Biomechanik der Kopfhaltung

„Der Kopf-voran-Typ"
Stellen wir uns den Kopf einmal als gefüllten Wassereimer vor, der auf einen Stab (Wirbelsäule) balanciert wird. Das Außergewöhnliche an diesem Balanceakt ist, dass der Stab nicht mittig unter dem Wassereimer fixiert ist, sondern deutlich weiter hinten. Das hat zur Folge, dass der Eimer eigentlich permanent nach vorne fallen will. Um dieses zu verhindern, muss der Eimer hinten fortdauernd mit einer Kraft (Nackenmuskulatur) gegen das Herunterfallen abgesichert werden.

Jeder Mensch kennt die Situation, wenn diese Muskeln entspannen/erschlaffen. Beim Einschlafen im Sitzen fällt der Kopf langsam nach vorne. Häufig wacht man von der Veränderung der Kopfstellung wieder auf (um dann wieder einzuschlafen).

Die unterschiedlichen Funktionen der vorderen Nackenmuskulatur als Bewegungsmuskeln und der hinteren Nackenmuskulatur als Halte- und Bewegungsmuskeln führen natürlich zu einer unterschiedlichen Ausprägung und zu dem sehr häufigen Gefühl, dass der hintere Nacken verspannt bzw. angespannt ist.

Problematisch wird es erst, wenn durch Haltungsvariationen das mechanische Gleichgewicht verändert oder durch neurophysiologische „Fehlprogrammierungen" Muskeln einbezogen bzw. verstärkt mit einbezogen werden, welche dafür nicht oder nicht in dem Maße vorgesehen sind.

Der „Kopf-voran-Typ" ist eine häufig zu beobachtende „Haltungsvariation", bei der der Kopf weiter nach vorne geschoben scheint. Dies geschieht durch eine verstärkte Beugung in der unteren HWS. Kompensatorisch muss in der oberen HWS eine verstärkte Streckung/Überstreckung stattfinden, um das Gesichtsfeld im normalen Bereich zu halten, d. h. weiterhin geradeaus zu schauen. Beides hat Auswirkungen auf die Gelenk- und Muskelmechanik.

Es handelt sich dabei teilweise um eine arbeitsbedingte Fehlhaltung (z. B. Computerarbeitsplatz mit unphysiologischer Bildschirmhöhe) und ist oft auch bei großen Menschen anzutreffen.

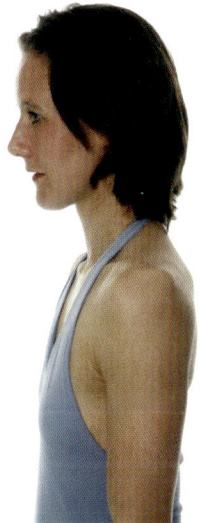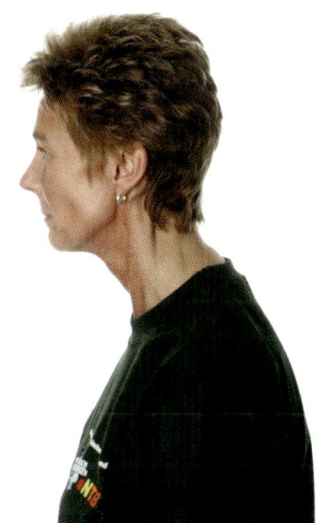

Abb.: Kopfhaltungen (rechts der „Kopf-voran-Typ")

Anatomie

Der „Stiernackentyp" / „Schulterhochzieher"

Bei den „Stiernackentypen" handelt es sich um Personen, die trotz eines Bürojobs und Bewegungsmangel eine sehr ausgeprägte Nackenmuskulatur („Stiernacken") besitzen.

Die Begründung für diese muskulös-angespannte Variante liegt darin, dass die Schultern grundsätzlich „hochgezogen", häufig innenrotiert und damit die Schulter-Nackenmuskeln äußerst „gut trainiert" sind. Diese „Schulterhochzieher" haben als Folge ständig angespannte Muskeln. Das Resultat sind Schulter-Nackenverspannungen in dem oberen Anteil des Trapezmuskels und dem Schulterblatthebermuskel.

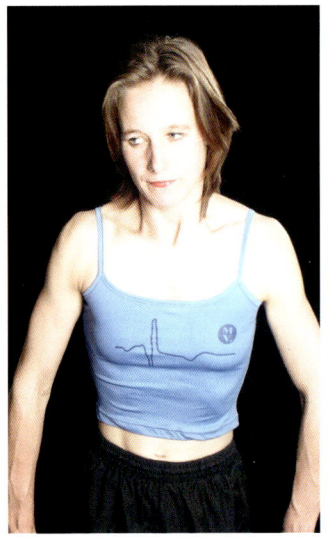
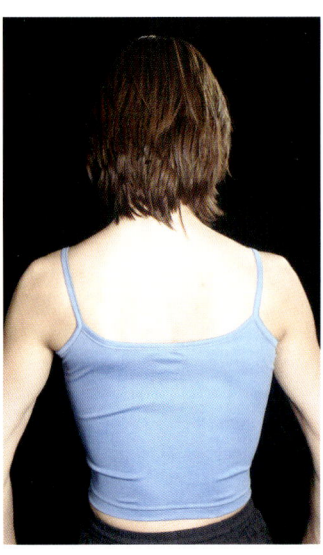
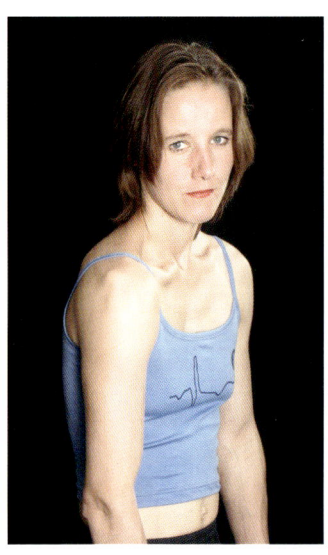

Abb.: Stiernackentyp   *Stiernackentyp*   *Ängstlich-schützende Variante*

Eine andere Variante ist die ängstlich-schützende mit eher innenrotierten und auch hochgezogenen Schultern. Diese Variante hat in einer Rundung (Kyphosierung) des BWS ihren Ursprung. Der Brustkorb wird damit eingezogen und geschützt (häufige Situation, z. B. bei Herzinfarktpatienten).

Dadurch gleiten die Schulterblätter an dem Brustkorb nach oben außen und die Schultern heben sich ohne die starke Muskelarbeit des oben beschriebenen Typen an. In dieser Variante ist eher die Brustwirbelsäulenkyphosierung und daraus resultierend eine verstärkte Halswirbelsäulenlordose das Problem.

2.2 Nackenbeschwerden und Psyche

> „hartnäckig sein" • „eine große Last schultern" • „den Kopf einziehen" • „sich viel aufhalsen" • „die Beine in die Hand und den Kopf zwischen die Schultern nehmen" • „den Kopf hängen lassen"

Die Schulter-Nackenpartie ist ein körperlicher Bereich, bei dem sich der Zusammenhang von Psyche und Motorik besonders gut aufzeigen lässt. Der Volksmund drückt dies unbewusst sehr prägnant über seine Sprichworte aus. Die Akzeptanz auf Seiten der Schulmediziner und Physiotherapeuten, diese Faktoren ursächlich mit in die Entstehungsgeschichte von Nacken- und Rückenproblemen einzubeziehen, wächst zusehends. Auch die Betroffenen selbst werden immer sensibler für dieses Zusammenwirken, wenngleich die Angst als „psychischer Grenzfall", bzw. „psychisch krank" abgestempelt zu werden, immer noch groß ist. Bei allen Problemen, die es bei dem Ansprechen der psychologischen Komponente von Nackenbeschwerden geben kann, muss dieser Aspekt vorurteilslos, positiv und sensibel thematisiert und genutzt werden. Es ist nahezu unstrittig, dass ein körperliches Leiden, ob nun die chronische Polyarthritis, der Armbruch, der einfache Schnupfen oder die Nackenbeschwerden Einfluss auf das psychische Wohlbefinden hat. Die ebenfalls kaum zu widerlegende Aussage, dass andersherum das psychische Wohlbefinden einen großen Einfluss auf unser körperliches Wohlbefinden hat, wird leider nur ungern und noch zu selten in seiner ganzen Tragweite akzeptiert.

Psychologische Untersuchungen bestätigen, dass ein Großteil der „Rücken- und Nackenpatienten" über eine permanente, körperliche und/oder geistig-seelische Überforderung oder Unterforderung klagt, d. h. in einer stressintensiven Lebenssituation steht.

> *Das Phänomen Stress*
>
> „Stress zu haben", „gestresst zu sein" ist im Alltag mittlerweile sehr negativ besetzt. Dabei wurde Stress als neutraler Begriff eingeführt. Der österreichisch-kanadische Forscher Hans Selye prägte diesen Begriff, um die körperliche und emotionale Reaktion auf eine (körperliche oder psychische) Belastung zu beschreiben.
>
> Die negative Bedeutung, die der Stressbegriff heute gemeinhin hat, hat Selye **Disstress** genannt. Dieser Disstress, damit ist eine chronische Über- bzw. Unterbelastung gemeint, wirkt gesundheitsbeeinträchtigend.
>
> Der „positive" Stress dagegen wird als **Eustress** bezeichnet. Eine adäquate Belastung des „biologischen Systems Mensch" ermöglicht zum einen die Lebenserhaltung und kann darüber hinaus eine positive Leistungsanpassung und verbesserte Belastbarkeit hervorrufen.
>
> *Fortsetzung nächste Seite*

Unabhängig davon, ob die Stressauslöser (Stressoren) eher dem körperlichen Bereich (wie z. B. körperlicher Schmerz) oder dem psychischen Bereich (z. B. Angst, psychische Konflikte und Traumata) zuzuordnen sind, kann die Stressreaktion in drei Wirkungsbereiche (Stressreaktionsebenen) unterteilt werden:
- die motorische Reaktion
- die vegetative Reaktion
- die kognitiv/affektive Reaktion

Die motorische Reaktion besteht aus einer erhöhten Anspannung der gesamten oder Teilen der Skelettmuskulatur. Besonders häufig zeigt sich diese Reaktion am Nacken/Schulterbereich.

Die vegetative Reaktion ist eine Steigerung des sympathischen Stoffwechsels (erhöhte Ausschüttung von Adrenalin und Noradrenalin). Dieser hat u. a. Einfluss auf das Herz-Kreislauf-System (Herzfrequenz steigt, Kontraktion der arteriellen Gefäßwände steigt, Blutdruck steigt, Kontraktionskraft des Herzmuskels steigt), die Verdauung (u. a. Minderung der Darmtätigkeit), die Atmung (Erweiterung der Bronchien). Der Stoffwechsel ist insgesamt auf „Leistungsbereitstellung" ausgerichtet.

Der erholungs- und entspannungsorientierte parasympathische Anteil des vegetativen Nervensystems wird stark eingeschränkt.

Die kognitiv/affektive Reaktion beinhaltet sowohl Denk- und Wahrnehmungsprozesse als auch das Gefühlsempfinden. Häufig sind Stresssituationen – wenn auch teilweise unbewusst – verbunden mit Angst (Flucht) oder Aggression (Angriff). Die Denk- und Wahrnehmungsfähigkeit ist geschärft, aber auch stark fokussiert (Scheuklappen, Tunnelblick).

Stress wirkt *immer* auf die gesamte Person, also auf alle genannten Bereiche.

All diese Reaktionen können in bestimmten Situationen durchaus sinnvoll bis lebensrettend sein. Ein Problem entsteht dann, wenn diese Stressreaktionen nicht genutzt bzw. abgebaut werden und dieser außergewöhnliche Zustand zum Grundzustand wird.

Dann wird (etwas überzeichnet)
- Anspannung zur chronischen Verspannung,
- erhöhter leistungsorientierter Wachzustand zum erholungslosen Überreiz- und Ermüdungszustand,
- geschärfte Denk- und Wahrnehmungsfähigkeit zu einer labilen, unausgeglichenen, eingeschränkten Denk- und Gefühlswelt.

Es sind die langanhaltenden, immer wiederkehrenden bzw. chronischen Überbelastungssituationen, die gesundheitsschädigend wirken.

Allerdings ist die Stressschwelle und die Ausprägung der Stressreaktionen individuell und situativ sehr unterschiedlich.

Die gleiche Situation kann je nach Person als nicht belastend, positiv belastend oder überbelastend wirken.

Ein großes aktuelles Problem ist die Kombination von körperlicher Unterforderung/Bewegungsmangel, gepaart mit hoher geistiger Arbeit oder psychischer Überforderung.

Die Stressreaktionen des Körpers, die in allen Reaktionsebenen schwerpunktmäßig auf eine motorische Reaktion ausgerichtet sind, treffen auf eine motorische Inaktivität. Das heißt, die Stressreaktionen können nicht adäquat umgesetzt bzw. abgebaut werden. Gleichzeitig bleibt die (geistige) „Disstresssituation" erhalten und somit laufen weiterhin physiologische Stressreaktionen im Körper ab. Es findet also kein Ausgleich zwischen Belastung und Erholung, Spannung und Entspannung, Sympathikus und Parasympathikus statt (vgl. dazu Kap. 2.3).

Körperhaltung und Psyche
Haltung ist ein wichtiger Ausdruck psychischer Befindlichkeit. Angst, Freude, Stolz, Erschöpfung und Niedergeschlagenheit spiegeln sich immer auch in der persönlichen Haltung. Körperorientierte psycholanalytische Verfahren wie z. B. die Bioenergetik beschäftigen sich mit dem Zusammenhang von psychischen Erkrankungen und den körperlichen Auswirkungen (Körperblockaden). Es kommt nicht von ungefähr, das mit Haltung sowohl die (äußere) Körperhaltung, als auch die emotionale (innere) Haltung eines Menschen angesprochen sein kann. Der Körper spiegelt allerdings nicht nur situative Haltungen, sondern auch Grundhaltungen, Grundeinstellungen oder Grundbefindlichkeiten wider.

Häufig lassen sich mit geübtem Blick bei Personen mit Schulter-Nackenproblemen schon in der „chronischen" Körperhaltung fixierte Emotionszustände vermuten (z. B. Ängste, Erschöpfung und übertriebene Anspannung).

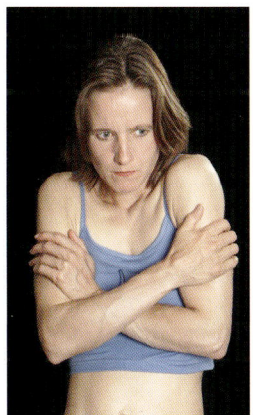 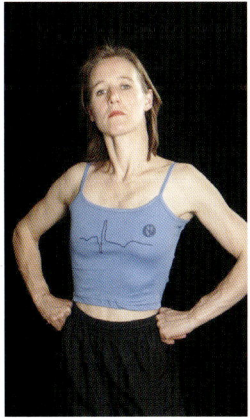 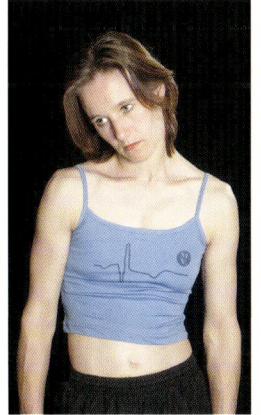 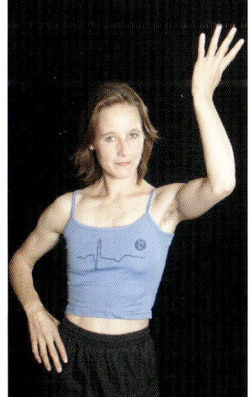

Abb.: Pantomimische Darstellung des Zusammenhangs von Psyche und Haltung

2.3 Fernöstliche Zugänge

Die fernöstlichen Medizinsysteme des Ayurveda und der traditionellen chinesischen Medizin (TCM) sind bekannt als ganzheitliche Systeme und bieten mit ihren uns oft fremden Erklärungen für bestimmte Krankheitsphänome wichtige „alte" neue Perspektiven.

Insbesondere die Ganzheitlichkeit des Individuum ist ein bedeutendes Prinzip dieser jahrhundertealten medizinischen Lebensphilosophien: *„Der chinesische Arzt ... richtet seine Aufmerksamkeit auf das gesamte physiologische und psychologische Individuum. Alle relevanten Informationen ... werden gesammelt und zusammengewoben, bis dann ... ein Muster der Disharmonie erkennbar wird"* (Kaptchuk 1983, 15).

Die relevanten Informationen sind vielfältig und reichen von klimatischen Einflüssen (Hitze, Kälte, Feuchtigkeit) über Ernährungsfaktoren bis hin zu psychischen und charakterlichen Einflüssen.

Eine der chinesischen Medizin zugrundeliegende Logik wird durch das Taiji-Zeichen symbolisiert. In dem Taiji-Symbol vereinigen sich die beiden gegensätzlichen Pole Yin und Yang. Dabei trägt jeder Pol seinen Gegenpol in sich, was die Punkte in den Yin- und Yang-Feldern des Taiji-Zeichens symbolisieren. Unser Leben besteht aus diesen Gegensätzen und zusammen ergeben diese einen Kreis, den harmonischen Fluss des Lebens. Die Yin-Yang-Theorie dient der Beschreibung der Beziehungen der Dinge zueinander. Dabei ist wesentlich, dass kein Ding und kein Phänomen in unserem Universum isoliert betrachtet werden kann und jeder Pol seinen Gegenpol braucht. Es steht immer in Beziehung zu anderen Phänomenen.

Beispielhafte Phänomene sind:

Yang	Yin
Sonnenseite des Berges	Schattenseite des Berges
Himmel	Erde
Tag	Nacht
hell	dunkel
Bewegung	Ruhe
positiv	negativ
äußeres	inneres
aktiv	passiv
männlich	weiblich
Sympathikus	Parasympathikus

So lassen sich alle Beziehungen über diese Theorie einordnen. Dementsprechend gelten sowohl für den Körper wie auch für Krankheitsbeschreibungen Yin- und Yangrelationen.

Dabei wird die obere Körperhälfte als Yang (der Himmel), die untere als Yin (die Wurzel) bezeichnet. Die hintere Körperseite (incl. Wirbelsäule) ist Yang (aufgerichtet), während die vordere Yin (entspannt) ist.

Krankheiten, welche mit Schwäche, Langsamkeit oder Kälte zu tun haben, werden dem Yin zugeordnet. Krankheiten, die sich in Hitze und Aktivität äußern, werden dem Yang zugeordnet.

Auch außerhalb asiatischer Betrachtungen und Philosophien kann das Yin-Yang-Symbol als Bild für den Zustand der „Harmonie" und des Ausgleichs verschiedener existentieller Dinge genutzt werden. Daher nutzen wir dieses Symbol auch zur Erklärung unseres Nackenschulkonzeptes. Für die Gesundung der Schulter-Nackenregion könnte das Taiji-Symbol mit ihren Yin- und Yang-Anteilen bedeuten, dass entspannte Schultern und ein gelöster Nacken bestehen,

wenn Spannung	und Entspannung,
Bewegung	und Ruhe sich abwechseln,
wenn viel Arbeit	durch viel Schlaf ausgeglichen wird,
dem (Dis)Stress	die geistige Erholung folgt,
dem vielen Sitzen	viel Bewegung und Entlastung entgegengesetzt wird,
schwache Muskeln	gekräftigt werden
und kurze, verspannte Muskeln	gedehnt und gelockert werden.

Dabei gilt immer wieder zu bedenken, dass Körper und Geist harmonieren sollen und wir beides pflegen und trainieren müssen.

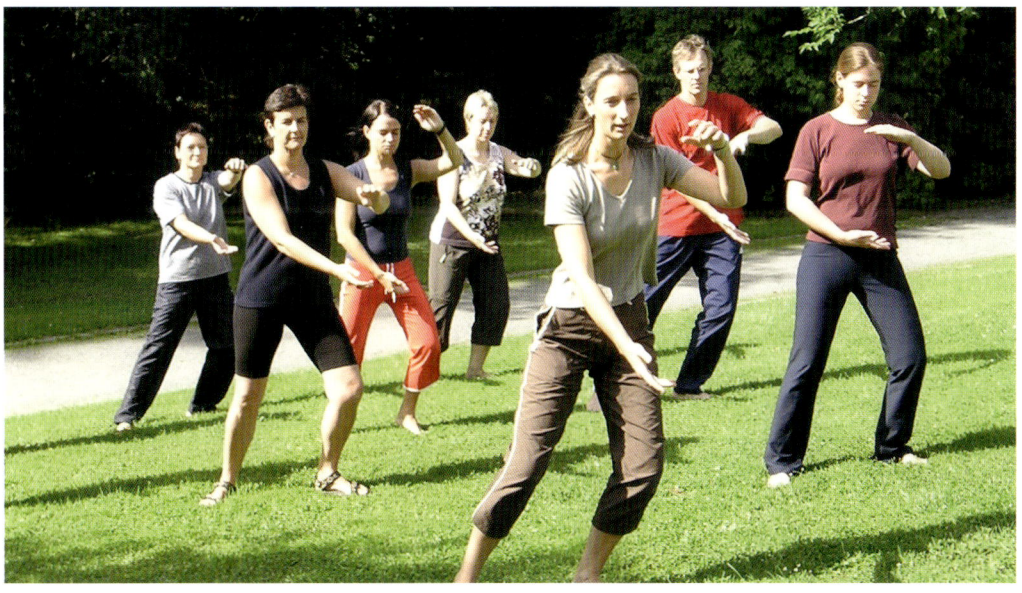

In der TCM geht es um ein harmonisches Fliessen des Qi, der Lebensenergie. Diese unsichtbare feinstoffliche Materie durchfließt neben unserer Außenwelt auch unseren Körper. Kanäle dafür sind die sogenannten Meridiane oder Leitbahnen. Das verflochtene System der Meridiane durchfließt den gesamten Körper, verbindet alle Organe miteinander. Ein zentrales Organ ist die Wirbelsäule, an ihr hängen alle Organe. Den Nackenbereich durchfließt der größte Teil der Yangorgane und verbindet damit Körper und Kopf bzw. Geist.

Eine klassische Zustandsbeschreibung in der TCM, gerade im Zusammenhang mit den Symptomen der Schulter-Nackenregion, ist die „obere Fülle" und „untere Leere".

Durch die gesellschaftlichen Entwicklungen der letzten Jahrzehnte wird unsere Alltags- und Arbeitswelt immer „kopf- bzw. yanglastiger" (Schreibtisch- und Computerarbeit, geistige Arbeit, Bewegungsarmut). Dagegen wird der untere Teil des Körpers vernachlässigt. Das bedeutet, dass wir viel zu viel Energie „oben" besitzen und viel zu wenig „unten". Die Haltung verrät diese Disharmonie häufig durch verspannte, hochgezogenen Schultern, einen angespannten Rücken, Nervosität, verbunden mit einem oft zu hohen Blutdruck.

Die chinesischen Behandlungsprinzipien in der Bewegungstherapie (Qigong/Taiji) zielen auf den Ausgleich dieser Muster in Form von Meditation, Stärkung des Unterkörpers und Entspannung des Oberkörpers.

3 Nackenschmerzen – ein komplexes Problemfeld

Die sporttherapeutische Praxis zeigt, dass die Ursachen für die Schmerzsymptomatik im Bereich des Nackens komplex und individuell sehr unterschiedlich sind. Dieses macht die Ursachenanalyse für die Beschwerden schwierig, dennoch ist sie eine notwendige Voraussetzung, um zielgerichtet und wirksam dem Schmerz begegnen zu können. Die nachfolgenden Anamnesen von 3 Patienten mit Nackenschmerzen sollen die Komplexität und Individualität der Schmerzursachen verdeutlichen. Es werden auf Grundlage des Kapitels 2 die anatomisch-biomechanischen Auffälligkeiten, eine kurze psychologische Einschätzung sowie eine Grundeinschätzung aus Sicht der traditionellen chinesischen Medizin dargestellt und miteinander verbunden.

Darauf aufbauend werden Empfehlungen für individuelle Behandlungsansätze und Bewegungs- und Entspannungsschwerpunkte benannt.

Abschließend wird ein praxistaugliches Modell entwickelt, das die Individualität des Einzelnen berücksichtigt und dennoch Ansätze für ein gemeinsames Bewegungsangebot mit diesem Personenkreis aufzeigt.

Die Lösungsstrategien unserer Nackenschule:
Die Nackenschule unterscheidet sich von herkömmlichen Rückenschulkonzepten nur zum Teil durch ihre speziellen „Übungsangebote". Vielmehr wird sie durch die Schwerpunktsetzung innerhalb des Übungskataloges und die Berücksichtigung folgender Aussagen gekennzeichnet:

- Die Selbst(er)kenntnis und Selbstwirksamkeitserwartung der Teilnehmer ist effektiver als die bloße Belehrung.
- Neben der funktionell-körperlichen Übungsebene werden psychische und konstitutionell-energetische Faktoren mit einbezogen.
- Die individuellen Bedürfnisse der Teilnehmer spielen eine wesentliche Rolle und werden berücksichtigt.
- Die Kompetenz der Kursleiter, gruppendynamische Prozesse zu steuern, positive Gruppeneffekte zu fördern und den Spaß an Bewegungs- und Entspannungsangeboten zu entfachen, ist ein wesentlicher Bestandteil einer guten Kursstunde.

3.1 Fallbeispiele und therapeutische Ansätze

An dieser Stelle soll darauf hingewiesen werden, dass diese Beispiel-Personen alle Krankheitssymptome eines akuten Stadiums mit neurologischen Störungen haben. Hier ist neben der Nackenschule eine ärztlich-therapeutische Behandlung notwendig. Jeder nicht therapeutisch ausgebildete Kursleiter sollte diesen Personen die ärztliche Behandlung nahe legen. Diese Beispiele sind jedoch ausgewählt worden, um die Differenziertheit und Individualität der Problematik zu verdeutlichen.

Fall A:
Frau A. ist 52 Jahre alt und seit etwa einem Jahr verwitwet. Ihr Mann ist nach kurzer schwerer Krankheit verstorben und hat ihr einen landwirtschaftlichen Betrieb hinterlassen. Dort hat sie immer schon schwer mitgearbeitet. Zudem hat sie drei Kinder großgezogen und sowohl ihre Schwiegermutter als auch ihren Schwiegervater bis zum Tode gepflegt. Schulter-Nackenschmerzen hatte Frau A. immer schon ein wenig, aber vier Monate nach dem Tod ihres Mannes wurden diese in Form von Nackenverspannungen, Schmerzen im rechten Arm und teilweise einem Kribbeln in den Fingern stärker. Hinzu kamen Kopfschmerzen, Schlafstörungen und ein ausgeprägtes Erschöpfungssyndrom. Die Diagnose lautet HWS-Syndrom.
Anatomische/biomechanische Auffälligkeiten: kräftiger Körperbau, Nackenmuskulatur sehr kräftig und verspannt, eher steife und ungelenke Bewegungskoordination, ausgeprägter Hohlrundrücken.
Psychische Grundeinschätzung: trotz Erschöpfung weiter kämpfend: „ich bekomme das schon geregelt", Orientierung suchend, evtl. mangelndes Selbstwertgefühl, eher Schwierigkeit Hilfe und Therapie anzunehmen.
Grundeinschätzung TCM: Allgemeiner Mangel an Energie (Substanzverlust), Verlust der eigenen Wurzel (YIN), mangelnde Regenerationsfähigkeit und QI (Energie)-Aufbau.

Fall B:
Frau B. ist 29 Jahre alt. Sie hatte vor wenigen Wochen einen Bandscheibenvorfall im Wirbelsegment c5/c6 mit sensiblen und motorischen Störungen im linken Arm. Frau B. ist in der Buchhaltung tätig und arbeitet am Computer. Sie fühlt sich sehr häufig müde und erschöpft. Sport treibt sie im Sommer in Form von gelegentlichen Radtouren. Sie ist Raucherin.
Anatomische/biomechanische Auffälligkeiten: schlanker, wenig muskulöser Körperbau, starker Rundrücken in der Brustwirbelsäule, vorgeneigte Schultern, schlaffe Haltung.
Psychische Grundeinschätzung: extrinsisch motiviert: „macht bitte meine Schmerzen weg"; wenig Motivation zu Veränderungen oder mehr Bewegung; behauptet „ihre Nackenübungen" zu machen, wenn man ihr sagt, dass diese die Schmerzen nehmen.
Grundeinschätzung TCM: wenig Yang-Energie, d. h. nach außen, zur Bewegung gerichteter Energie, Antriebslosigkeit.

Fall C:
Herr C. ist 47 Jahre alt, verheiratet und hat zwei jugendliche Kinder. Er ist ein sehr erfolgreicher Unternehmer. Trotz eines schweren Bandscheibenvorfalls in der unteren HWS hat er über Monate weitergearbeitet. Schließlich ist er erfolgreich operiert worden, um dann nach zwei Wochen wieder in das Berufsleben einzutreten.
Anatomische/biomechanische Auffälligkeiten: „sehr gute" überaufrechte Haltung, motorische Unruhe, wenig Bezug zum eigenen Körper.
Psychische Grundeinschätzung: „Ich bekomme das in den Griff, ich habe bis jetzt schon andere Dinge bewältigt". Dagegen steht jedoch wenig geistige Ruhe, um sich mit der Krankheit zu beschäftigen.
Grundeinschätzung TCM: Yang-Überschuss, d. h. sehr viel Energie, Yin-Mangel, d. h. zu wenig Regeneration/Entspannungsfähigkeit.

> Bei Betrachtung der drei oben beschriebenen Patientenbeispiele fallen die Individualität der Charaktere und Unterschiedlichkeit ihrer psychischen und physischen Belastungen ins Auge.
>
> Gibt es dennoch Grundlagen für gemeinsame Bewegungsangebote?
>
> Ja, denn es lassen sich Gemeinsamkeiten dieser Personen erkennen!
> 1. Alle drei Personen *belasten sich nicht adäquat und gesund*, die persönliche „Schwachstelle" Schulter-Nacken leidet darunter und zeigt Schmerz!
> 2. Alle haben wenig Bezug zu ihrem Körper, wenig Sensibilität für die eigenen Grenzen und haben wenig Körperbewusstsein. Sie haben oft die kleinen Warnsignale des Körpers ignoriert oder nicht gespürt.
> 3. Die Personen sind mit Körper und Psyche betroffen und sind aus „der Harmonie" geraten.

Natürlich können diese Personen durchaus in einer gemeinsamen Nackenschulgruppe betreut werden. Die individuellen Schwerpunkte in den Angeboten und Methoden sollten Kursleiter und Teilnehmer aber bewusst sein. Im Sinne des Lernens in der Gruppe können die Teilnehmer gerade durch ihre Unterschiedlichkeit voneinander lernen.

Aus diesem Grund steht für die Arbeit in der Nackenschule der achtsame und sanfte Umgang mit der eigenen Person im Mittelpunkt. Es gilt, diese Personen zu verstehen und sie für die Auseinandersetzung mit ihren Problemen zu stärken („empowerment").

Grundlage dafür ist die Körperwahrnehmungsarbeit. Die Betroffenen sollen zunächst keine Ratschläge an die Hand bekommen, sondern ihren Körper und sich selbst wahrnehmen und verstehen lernen. Darauf aufbauend können in den nächsten Schritten die Themen Entspannung, Ausdauertraining, Dehnung, Mobilisation und Kräftigung trainiert werden.

Fallbeispiele

Es ergeben sich für unsere drei Beispielpersonen durch die Verknüpfung der biomechanischen Auffälligkeiten, der psychischen Grundeinschätzung und der Grundeinschätzung der Traditionellen Chinesischen Medizin (TCM) folgende Lösungsschwerpunkte:

	Empfehlungen der chinesischen Medizin	Körperwahrnehmungsarbeit	Entspannung	Dehnung	Kräftigung	Sport
Frau A.	Stärkung der Wurzel (Energie nach unten bringen) und Energieaufbau d. h. Ruhe, Entspannung und Regeneration	u. a. um die Spannung im Schulter-/Nackenbereich zu verdeutlichen und zu verändern	wichtig, nach Möglichkeit mit hohem Körperwahrnehmungsanteil, z. B. PMR, Qigong/Taiji, Yoga	Entspannendes Dehnen	Eher nachrangig	Ausdauersport z. B. • Rückenschwimmen, • Walking, etc.
Frau B.	Stärkung des Yang (Energie nach oben bringen), d. h. Stärkung der konditionellen Fähigkeiten Kraft und Ausdauer	um unter anderem Muskelschwächen im Haltungssystem zu zeigen	Eher nachrangig, zur Erzeugung eines positiven, energiereichen Körpergefühls sinnvoll (Atementspannung, Phantasiereisen, etc.)	eher nachrangig, evtl. Brustmuskulatur	Schwerpunkt Haltungsaufrichtung, gesamter Körper	jede Art der Bewegung (Lustprinzip vorrangig!)
Herr C.	Stärkung der Wurzel (Energie nach unten bringen), d. h. Ruhe, Entspannung und Regeneration	u. a. um die geistige Unruhe und Ungeduld zu verdeutlichen und zu lernen die Signale des Körpers ernst zu nehmen	sehr wichtig, jede Art möglich (Lustprinzip!). → scheitert oft an eigener geistiger Unruhe, dann Empfehlung Ausdauersport	entspannendes Dehnen	Eher nachrangig, wird oft jedoch eingefordert, da Leistung wichtig, Motto: „Ein starker Rücken kennt keine Schmerzen!"	jede Form als Spannungsabbau und Psychohygiene

> Das **Lust- und Ausgleichsprinzip** kommt mit und nach der Phase des Lernens und des Trainings zum Tragen und daraus resultieren dann die allgemeinen Alltagsempfehlungen.
>
> *1. Das Lustprinzip*
> Ziel muss es sein, als Betroffener ein „gesundmachendes" Bewegungs- und/oder Entspannungsangebot zu finden, welches Spaß macht. Nur ein lustvoll wahrgenommenes und befriedigendes Angebot gewährleistet die Regeneration von Psyche und Physis. Die Lust und Freude an der Bewegung gekoppelt mit der persönlichen Einsicht in den Nutzen und den Wert von Bewegung und Eigenaktivität führen erst zu der Möglichkeit, diese als Grundwert in den eigenen Lebensalltag langfristig einzubinden. All dieses gilt es als Kursleiter zu vermitteln und als Betroffener zu entdecken.
>
> *2. Das Ausgleichsprinzip*
> Es gibt Bewegungs-, Entspannungs- und Sportformen, die die Alltags- und Berufsbelastungen, das heißt die Ursachen, ausgleichen können. Diese Ausgleichsmaßnahmen in psychischer wie physischer Hinsicht haben dann den größten Erfolg, wenn ihre Wirkungen erfahren werden und mit dem Lustprinzip gekoppelt sind.

3.2 Das Grundmodell unserer Nackenschule

Der Weg zu einem möglichst beschwerdefreien Nacken wird in der Abbildung durch das bereits erwähnte Taiji-Symbol dargestellt.

Dieses Symbol bietet sich an, da es die Polarität des Lebens symbolisiert und die Notwendigkeit des Einklangs beider Pole für ein gesundes Leben verdeutlicht. Hier soll das Symbol aber frei von weitergehenden Philosophien und Einstellungen als das Bild für „Ausgleich oder Harmonie" genutzt werden.

Die grundsätzliche, auch zeitliche Hierarchie der Bewegungsinhalte spiegelt sich in der Nähe zu den Ursachenbeschreibungen wider.

Der innere Ring zeigt, dass die Basis unserer Arbeit die Körperwahrnehmung und Körperhaltungsschulung ist. Sie gibt das Rüstzeug zu einer richtigen Schwerpunktsetzung und Nutzung der weiteren Methoden und Angebote.

Nach der Körperwahrnehmung kommen nacheinander die Bereiche Entspannung, Dehnung und Mobilisation. Auch diese sollten immer unter dem Aspekt der Körperwahrnehmung genutzt werden. Entspannung bedeutet in unserem Sinne nicht nur und nicht unbedingt die Nutzung von speziellen Entspannungstechniken, sondern auch die Anwendung von einzelnen Entspannungsübungen.

Auffallend ist sicherlich, dass die trainingsrelevanten Belastungen im Sinne eines Krafttrainings in unserem Schaubild von eher nachrangiger Bedeutung sind. Auf Grundlage von guter Körperwahrnehmung und Körperhaltung kann die Kräftigung der Muskulatur jedoch einen durchaus wichtigen Bereich der „Nackenschule" darstellen.

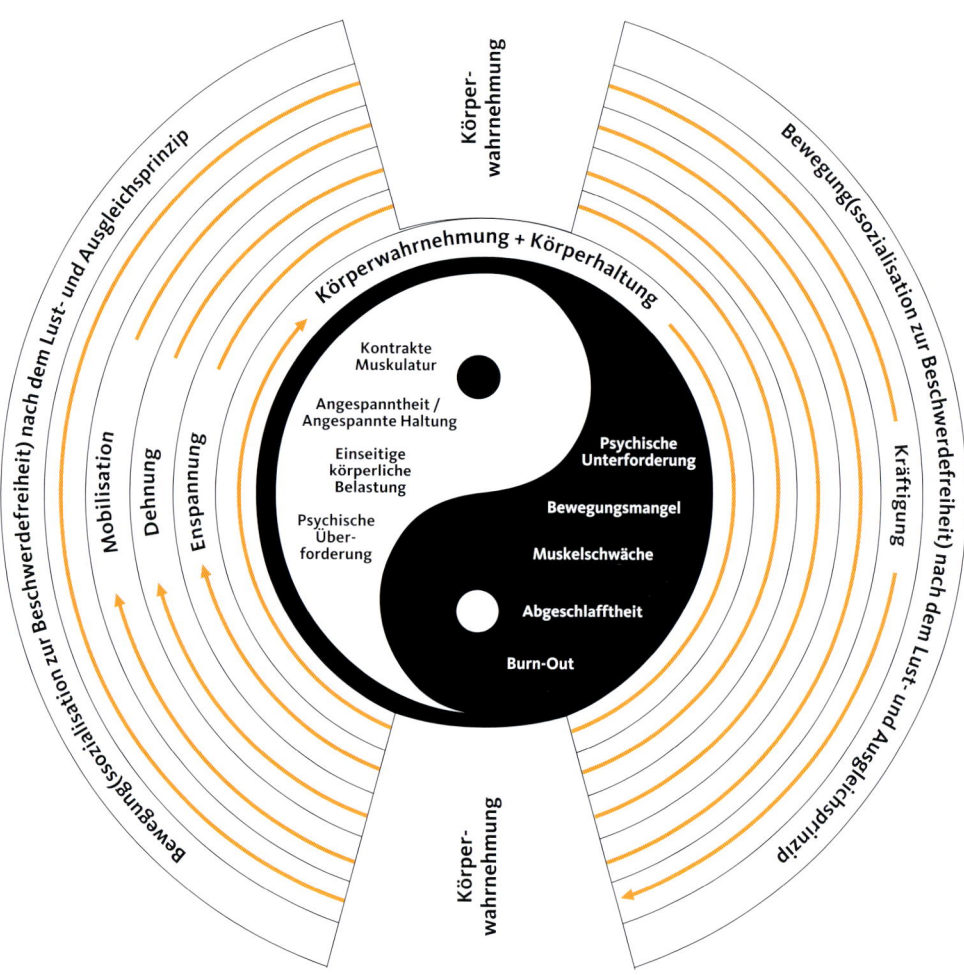

Abb.: Das Grundmodell unserer Nackenschule

4 Praxis

4.1 Körperwahrnehmung

Eine bewusste Körperwahrnehmung ist der Schlüssel zu einem gesunden Umgang mit unserem Körper. Alle in den folgenden Kapiteln aufgeführten Übungen sollen erstens die Körperwahrnehmung fördern und sind zweitens schon ein Training in Richtung einer entspannteren Körperhaltung und ökonomischeren Bewegungen.

Häufig wird der eigene Körper erst mit Beginn eines Schmerzens intensiv wahrgenommen. Er funktioniert nicht mehr und/oder sendet schmerzende, unseren Alltagsablauf störende Signale aus. Dabei verfügt der Körper über eine Vielzahl von Informationsgebern (Rezeptoren), die uns Rückmeldungen über Bewegung, die Stellung und Kraft von Körperteilen und von Spannungszuständen der Muskulatur geben (Propriorezeptoren). Diese Rezeptoren sitzen in unseren Muskeln, Sehnen, Gelenken und unserem Gleichgewichtsorgan.

In der Körperwahrnehmungsschulung gilt es, diese Informationen (zumindest teilweise) wieder bewusst wahrzunehmen und sensibel zu werden für die Abläufe im eigenen Körper.

Erst mit diesem Körperbewusstsein können Haltungen verändert, Bewegungen besser organisiert und ökonomisiert werden oder auch Übungen in der „richtigen" Art und Weise durchgeführt werden.

Die verbesserte Wahrnehmung des eigenen Körpers verändert immer schon Körperprozesse und die persönliche Haltung. Deshalb ist dieses „Tun", wenn vielen dies auch nicht bewusst ist, bereits ein wichtiger und übergeordneter Teil des Trainings und der Körperarbeit.

Voraussetzungen für eine erfolgreiche Körperwahrnehmung sind:
- viel Zeit,
- ein Zustand der Ruhe, der Konzentration und des Spürens,
- sowie ein wohlwollender, wertschätzender Umgang mit dem (eigenen) Körper.

Grundsätzlich sollte bei dieser Art der Körperarbeit
- alles Wahrgenommene zuerst einmal nicht gewertet werden („Falsch/Richtig-Syndrom"),
- mit allen Sinnen beobachtet werden und
- Veränderungen und Variationen von Haltungen und Bewegungsabläufen während des Übens erprobt werden.

Erleichternd für die eigene Wahrnehmung sind Vergleiche von:
- vorher und nachher,
- rechter und linker Körperhälfte sowie
- Partnerrückmeldungen und
- die Möglichkeit der visuellen Wahrnehmung (arbeiten mit dem Spiegel)

Wahrnehmungsübungen mit dem Partner

Partnerübungen sind in der Körperwahrnehmung ein wesentlicher Bestandteil des Übungsgutes. Methoden wie „Lernen am Modell" und „Biofeedback" können hier optimal genutzt werden.

Zu Beginn werden Rückmeldung über die visuellen Beobachtungen gegeben, später können bei einer vertrauten Atmosphäre taktile Beobachtungen z. B. über das Ertasten von Spannungszuständen in der Muskulatur mitgeteilt werden.

Des Weiteren sind auch in der Körperwahrnehmung methodisch-didaktische Prinzipien zu berücksichtigen, die den Teilnehmern die Übungen deutlich erleichtern:
- vom Leichten zum Schweren,
- vom Einfachen zum Komplexen,
- von der äußeren Wahrnehmung zur Innenwahrnehmung,
- von unten (dem Fundament) nach oben,
- über den ganzen Körper zum Körperdetail/zum Nacken.

4.2 Körperhaltung

Gehen „Wie geht's?"
Die Gruppe geht durcheinander.
Den Teilnehmern der Gruppe können verschiedene Fragen mit Aufforderung zur eigenen Beantwortung gestellt werden:
- „Wie geht's mir heute, was ist alles passiert?"
- „Wie ist mein Gehtempo? Wie schwer oder wie leicht ist mein Schritt? Wo spüre ich Spannung/Verspanntheit, wo bin ich sehr beschwingt?"
- „Welches Ziel habe ich jetzt gerade?"
- „Welche Stimmung drückt mein Gang momentan aus?"

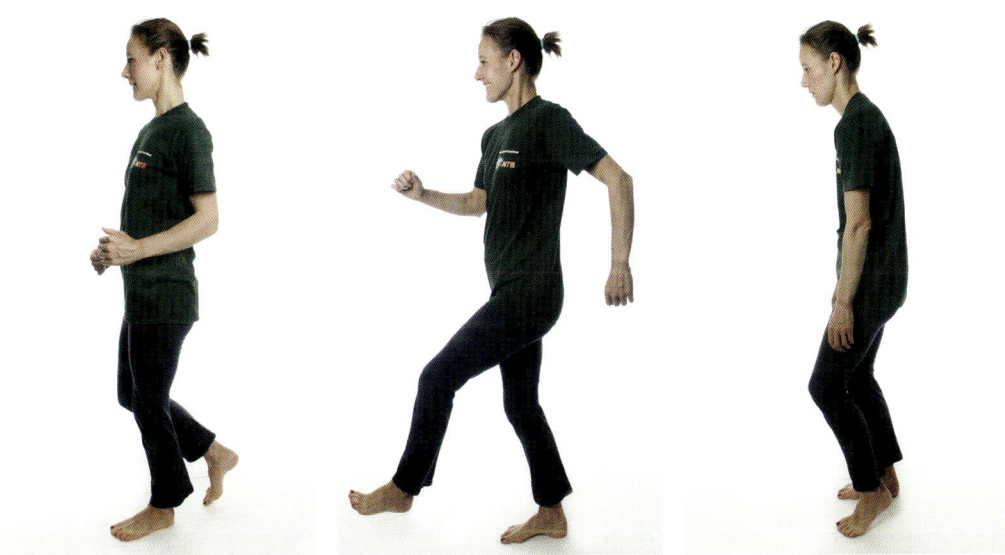

In einer vertrauten Atmosphäre können sich Partner gegenseitig beobachten und über diese Fragen Rückmeldungen zum Gang des Partners gegeben werden.
Mögliche Detailfragen zum Gang sind:
- „Wie ist die aktuelle Wirbelsäulenform meines Partners?" Kann dann auch kopiert werden!
- „Wie ist die Brustkorbhaltung? Wie ist die Kopfhaltung?"
- „Sind die Schultern entspannt, wo sitzen die Schultergelenke?"
- „Wie schwingen die Arme?"

Die Gruppe kann Gangvarianten ausprobieren und Haltungs- und Bewegungsveränderungen beobachten: „Geht bitte eilig, schlendernd, hektisch, stolz, gedrückt, wie ein Tänzer, wie ein Rausschmeißer …!" Dabei ist auch der gezielte Einsatz von Musik möglich.

Haltung

Bewusstes Wahrnehmen des eigenen Stehens oder Sitzens

Es bietet sich an, einzelne Details bewusst zu verändern und die Veränderungen im gesamten Körper bzw. der Schulter-Nackenregion für sich zu registrieren.

Hier werden die möglichen Checkpunkte (Fußstellung, Kniestellung, Hüftstellung, Wirbelsäule, Schulter, Kopf) aufgelistet und ein Hinweis auf eine ideale Einstellung dieses Haltungsdetails gegeben.

Es sollten am Anfang nur Teile davon erarbeitet werden, um die Teilnehmer nicht zu überfordern.

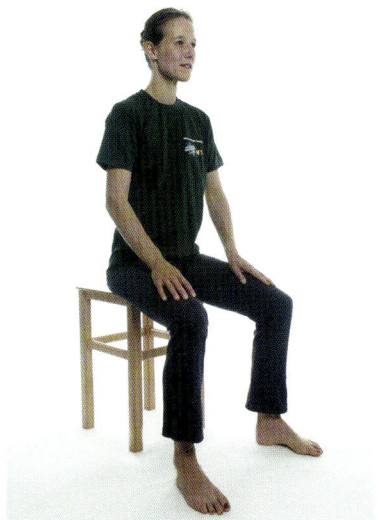
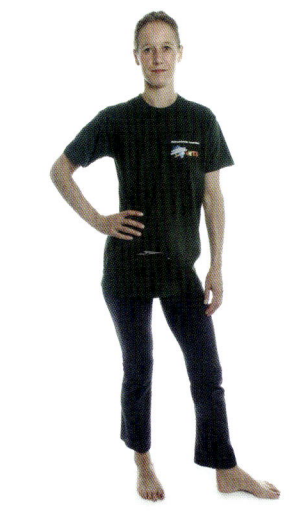

1. Gewichtsverlagerung nach vorne und nach hinten sowie nach links und rechts
Wie ist dabei die Belastung in den Füßen? Welche Auswirkungen hat das auf den Rest des Körpers (Rücken-/Nackenspannung)?

Sinnvoll ist eine gleichmäßige Gewichtsverteilung auf den Vor- und Rückfuß bzw. auf den linken und rechten Fuß.

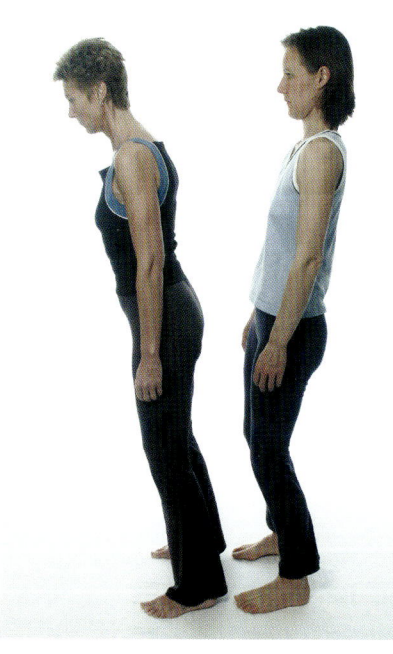

Haltung

2. Fußstellung innenrotiert, parallel, außenrotiert
Wie verändern sich die Haltung und die Spannungsverhältnisse im Körper?
Sinnvoll ist eine parallele oder leicht außenrotierte Fußstellung.

3. Kniestellung gestreckt oder gebeugt
Wie verändern sich dabei die Beckenstellung und die Bein- und Rückenspannung?
   Sinnvoll ist eine leicht gebeugte Knieposition. Sie richtet das Becken etwas auf und flacht die Lendenwirbelsäule etwas ab (Entspannung).

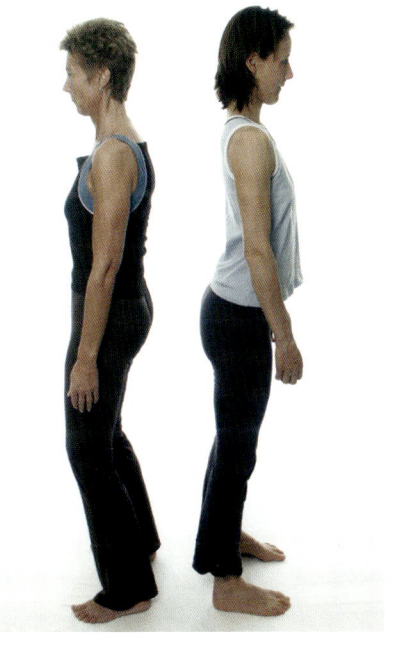

4. Beckenkippung im Stehen nach vorne gekippt („Hohlkreuz"), „aufgerichtet" (flache Lendenwirbelsäule)
Wie verändert sich die Rückenspannung, Wirbelsäulenform und die Kopfstellung?
   Die Beckenstellung sollte sich in einer entspannten Mittelstellung befinden und den Oberkörper lotrecht über das Becken stellen.

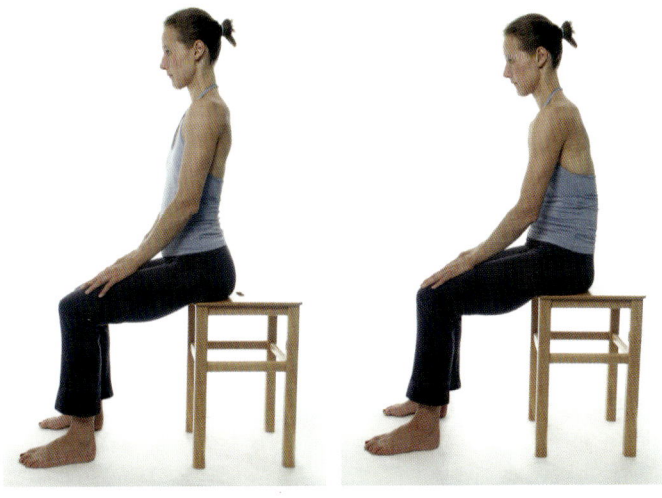

5. Beckenstellung im Sitzen nach vorne gekippt („Hohlkreuz"), aufgerichtet (flache Lendenwirbelsäule)
Wie verändern sich die Rückenspannung, Wirbelsäulenform und die Kopfstellung?
   Eine gute Beckenstellung im Sitzen ist die entspannte Mittelstellung. Dabei drücken die Sitzbeinhöcker unangenehm in die Sitzfläche.

Haltung

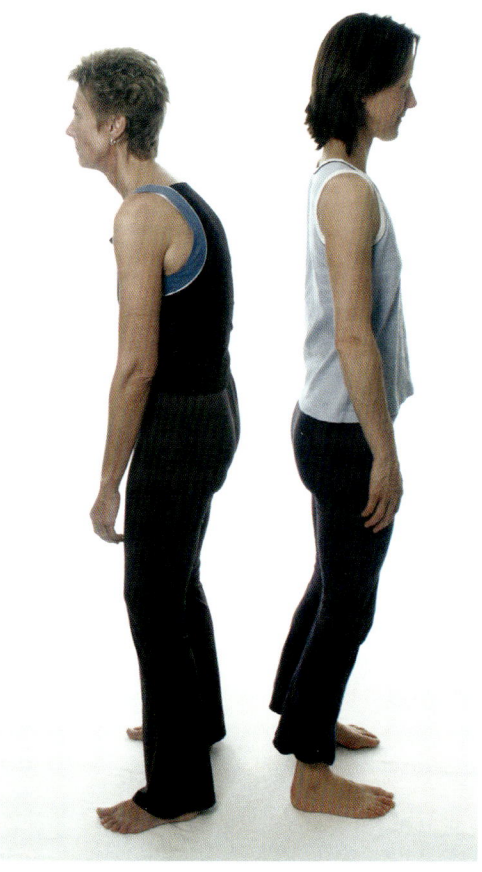

6. Brustbein gehoben (Brust raus) oder gesenkt Wie ändern sich die Rücken- und Brustspannung sowie die Kopf- und Schulterhaltung?
Das Brustbein sollte entspannt angehoben sein, so dass sich der Kopf im Lot über der Schulter befindet. Mit der richtigen Brustbeinstellung befindet sich das Schultergelenk automatisch in der richtigen Position.

7. Der Schultergürtel hochgezogen oder nach unten entspannt. Welcher Muskel spannt sich beim Hochziehen des Schultergürtels an?
Der Schultergürtel sollte entspannt und ohne Kraft auf dem Brustkorb aufliegen.

8. Kopfhaltung eingesunken oder am Scheitel aufgehangen, nach vorne gezogen oder nach hinten?
Der Kopf sollte über dem Schultergürtel und die Halswirbelsäule positioniert werden. Dabei wird der Hinterkopf leicht nach hinten oben gestreckt.

Das „Arbeiten" an den anatomischen Stellgrößen unserer Körperhaltung soll zunächst einmal nur sensibilisieren für die Bewegungsmöglichkeiten in unserem Körper, für die Art und Weise wie wir unseren Körper benutzen.

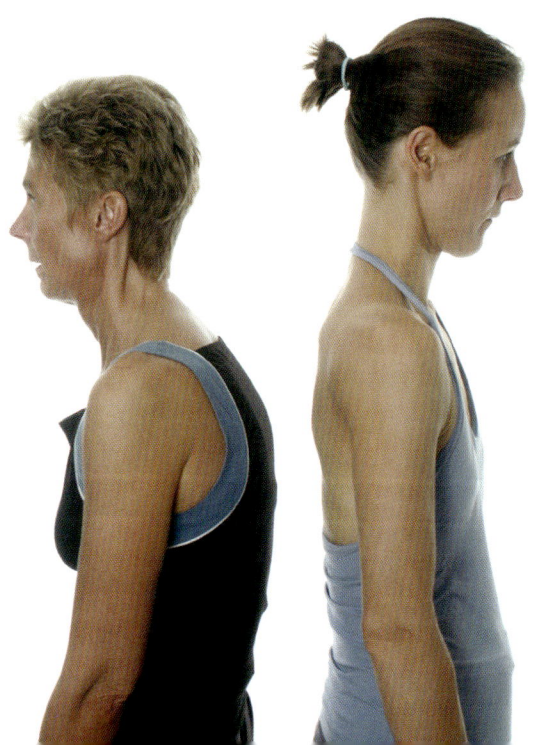

Haltung

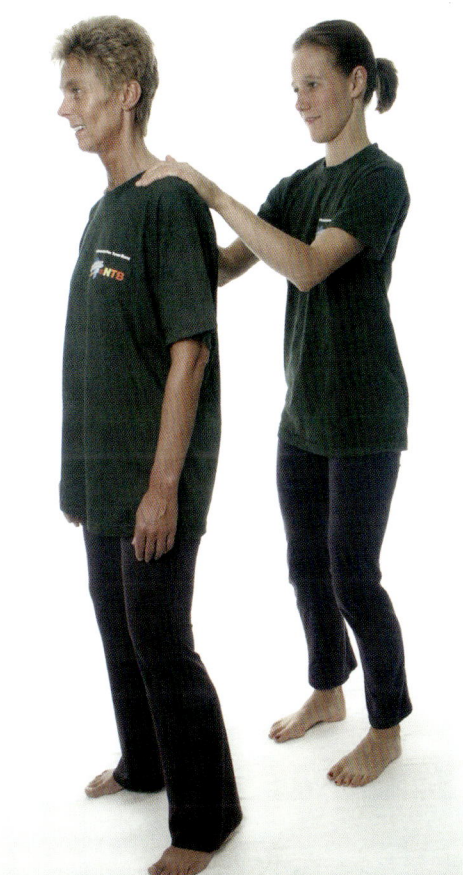

Erfühlen/Ertasten der Nackenregion
Aufgabe Spannungszustände, Körpertemperatur und Seitenunterschiede festzustellen

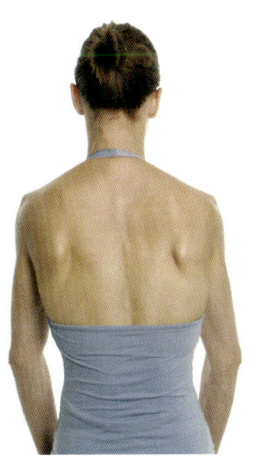 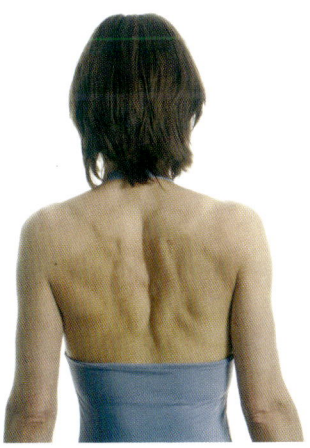

***Die Schulterblätter bewegen/
gleiten bewusst***

- weg von der Wirbelsäule (Brustwirbelsäule rund), das Schultergelenk ist innenrotiert
- an die Wirbelsäule (Brustwirbelsäule aufgerichtet), das Schultergelenk ist außenrotiert
- nach oben und nach unten

Haltung

Partnerübungen – Die „Schiebetür"

Partner A ertastet die innere (mediale) Schulterblattkante parallel zur Wirbelsäule mit den Fingern und vollzieht die Bewegung nach innen und nach außen nach bzw. unterstützt sie. Die Bewegung der inneren Schulterblattkante ähnelt dabei einer Schiebetür, die sich öffnet oder schließt. Partner A gibt Rückmeldung über das Bewegungsausmaß bzw. über den Spannungszustand im oberen Anteil des Trapezmuskels und Schulterblatthebermuskel. Diese Muskeln sollten bei der Übung entspannt sein.

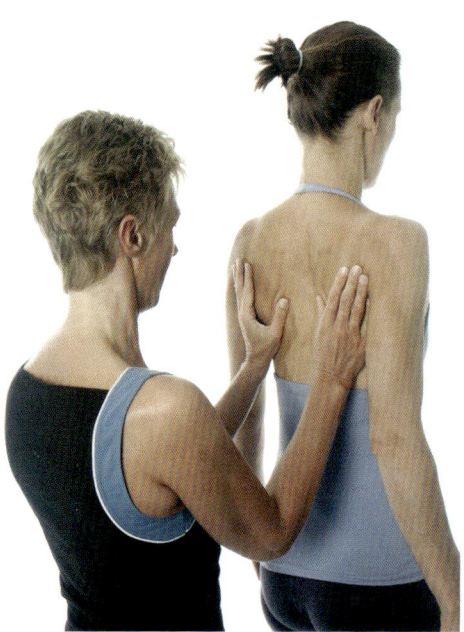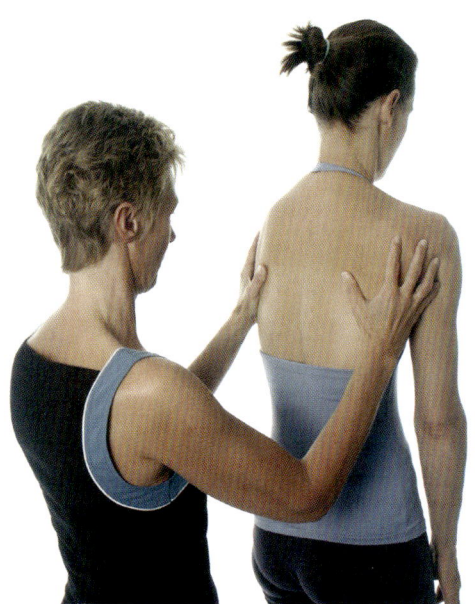

Außerdem kann Partner A die untere Schulterblattspitze ertasten und die Bewegung des Heben und Senken des Schultergürtels nachvollziehen. Die besondere Betonung liegt auf dem Senken.

In einem dritten Schritt können die beiden Übungen miteinander verbunden werden:
Die Schulterblätter werden nach vorne oben gehoben und dann nach hinten unten gesenkt. Bewegungsausführung ist insgesamt langsam und fließend mit vielen Wiederholungen.
Partner B sollte vor und nach der Übung Wärme und Spannungszustand seines Schultergürtels wahrnehmen.

In beiden Übungen kann der Partner A auch die Bewegung mit der Hand bremsen, dann wird aus dieser Übung eine Kräftigungsübung.

Schulterkreisen kraftlos

Es sollten möglichst große Schulterkreise in beide Richtungen durchgeführt werden. Die Bewegung wird so flüssig, langsam und kraftlos wie möglich durchgeführt. Je Richtung mindestens 7 Wiederholungen. Alle nicht beteiligten Körperteile bleiben entspannt.

Die Kopfhaltung

Es gibt zwei Kopfbewegungen, die geübt werden können. Die Voraussetzung dafür ist wiederum eine aufrecht eingestellte Brustwirbelsäule.

1. Die Kopfbewegung der Schildkröte. Der Kopf bewegt sich aus dem Panzer heraus nach vorne („ähnlich dem Kopf-voran-Typ") und dann wieder in den Panzer nach hinten. Die Betonung liegt auf der Bewegung nach hinten.

2. Der Faden
   Der Kopf wird mit einen imaginären Faden, am Hinterkopf befestigt, nach oben gezogen und dann wieder heruntergelassen. Bei dem Hochziehen des Kopfes sinkt das Kinn leicht nach unten. Eine willkommene Erweiterung dieser Übung ist, sich vorzustellen, dass der Faden den ganzen Rücken oder die ganzen Person wie eine Marionette hochzieht und wieder einsinken lässt.

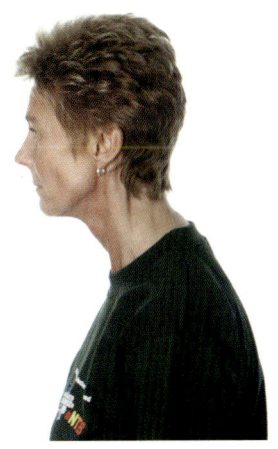 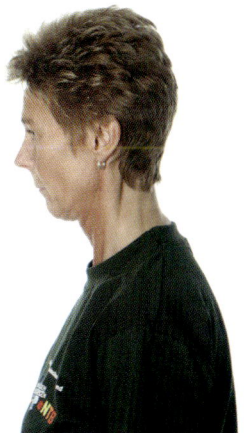 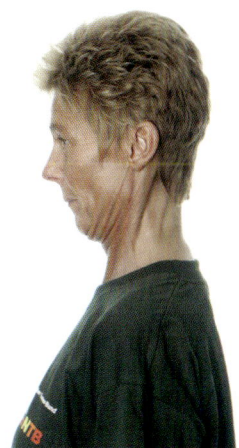

Haltung

Gehen mit einem Buch/Sandsäckchen auf dem Kopf
Die Kopfhaltung stellt sich meistens richtig ein, wenn Gegenstände auf dem Kopf liegen.

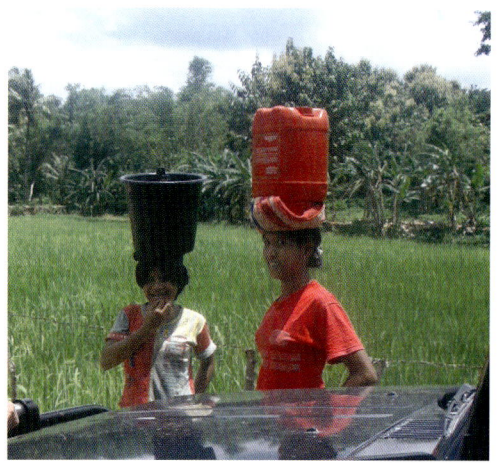

Die sehr aufrechte Haltung der Afrikanerinnen oder Asiatinnen, die die Kopftragetechnik als Transportmöglichkeit nutzen, ist dafür ein bemerkenswertes Beispiel. (Wobei dort Lasten von bis zu 90 kg über weite Strecken transportiert werden. Keine nachahmenswerte Belastung!)

Es wird ein Sand- oder Bohnensäckchen auf den Kopf gelegt und in dieser Situation verschiedenste Übungen ausgeführt (Gehen, Laufen, Armhebebewegungen, etc.). Das Sandsäckchen soll so ausbalanciert werden, dass es nicht herunterfällt. Kopfhaltung- und Spannung werden vorher und nachher verglichen.

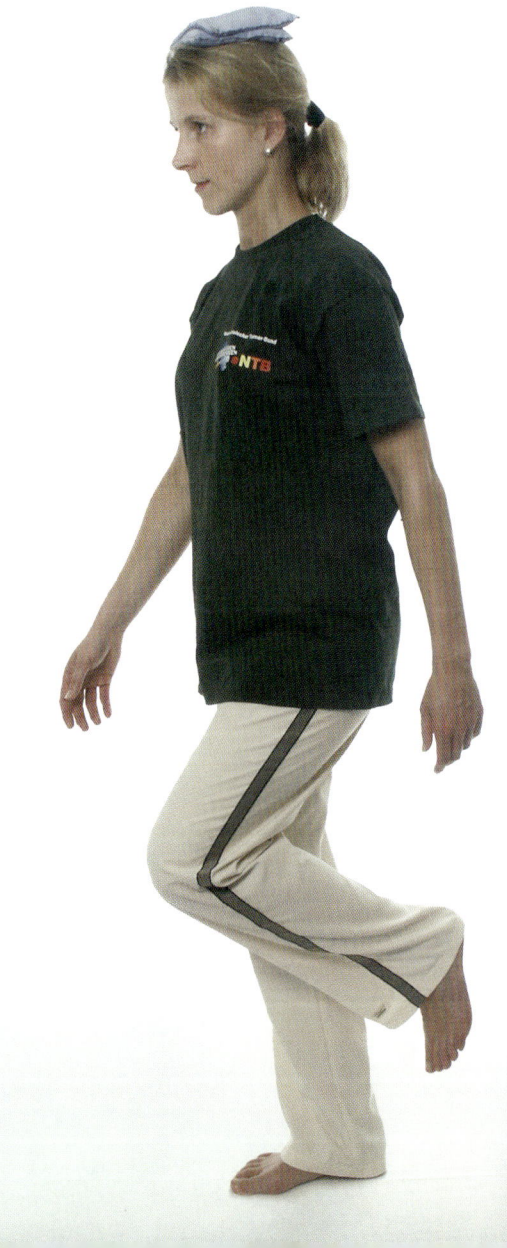

Haltung

Partnerübung – Arbeiten mit dem Stab

Im Sitzen legt Partner B einen Stab an den Rücken. Es wird geklärt, wo der Stab aktuell anliegt und wo er bei einer „idealen" Haltung anliegen würde. Idealer Weise gibt es drei Anlagepunkte: Becken, Brustkorb und Kopf.

Fragen sind:
- In welcher Weise ist die Haltung meines Partners anders als das „Ideal"?
- Welche Punkte liegen am Stab an?
- An welchen Stellen entsteht ein Hohlkreuz?
- Was muss verändert werden, um den Kopf dem Stab anzunähern?

Die Korrektur liegt meistens in der Brustwirbelsäulenaufrichtung statt in der Änderung der Kopfhaltung.
- Welche Spannungen entstehen in dieser stabangenäherten Haltung?

Häufig entsteht eine Spannung in der oberen, kurzen Nackenmuskulatur. Diese beruht meistens auf einer Dehnung dieser Muskeln.

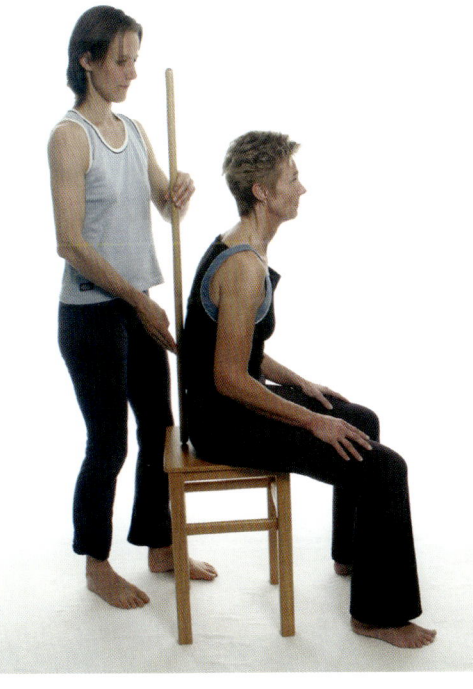 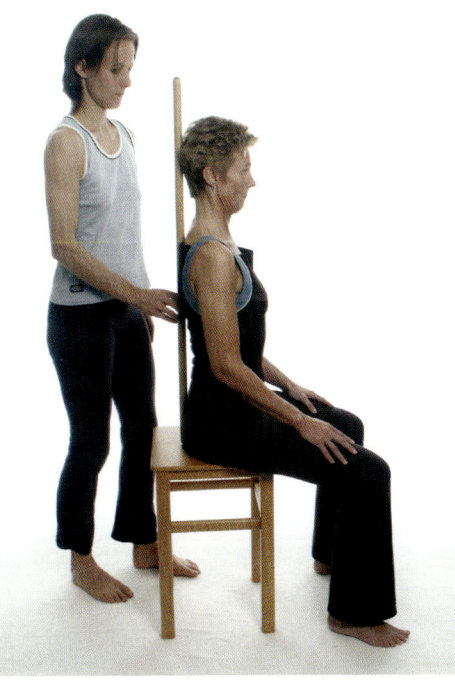

Haltung

Armhebearbeit

Das Heben findet seine praktische Anwendungen in zahlreichen Alltagssituationen. Beim Üben der Armhebetechnik kann gleichzeitig die Funktionsweise des Schultergürtels veranschaulicht werden.

Ein oder beide Arme werden langsam nach vorne angehoben und dann bis über den Kopf gestreckt.
- Lässt es sich feststellen, welche Bewegungen der Schultergürtel dabei vollzieht?
- Wann hebt er sich an bzw. wann bewegt sich das Schulterblatt mit?
- Besteht eine Spannung in der Nackenmuskulatur bzw. wann nimmt diese Spannung zu?
- Ändert sich die Kopfhaltung während der Bewegung?

Es ist nicht leicht, diese Dinge zu spüren. Hier bietet sich die Partnerarbeit an:

Partnerübung Armheben:
Ziel ist es, als Partner

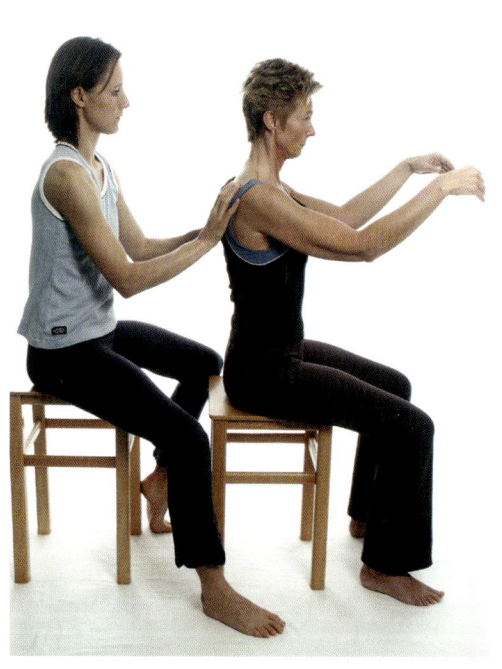 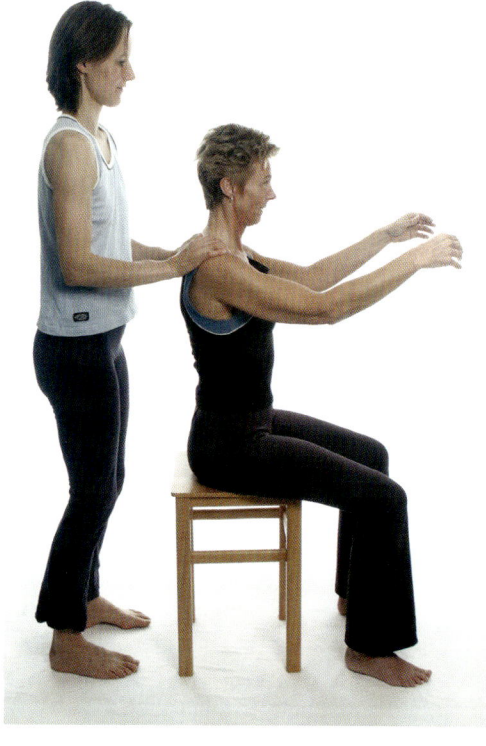

1. die Schulterblattbewegung durch Handauflegen auf die Schulterblätter und

2. die Spannung in der Nackenmuskulatur durch Handauflegen auf den Nacken (Schulterblattheber und dem oberen Anteil des Trapezmuskels) zu fühlen.

Dabei ist wichtig, dass der Partner B den Arm langsam hebt!

Die Partner werden feststellen, dass die Spannung mit der Höhe des Hebens zunimmt. Manchmal nimmt die Spannung zu, wenn der Arm noch unterhalb der Schulterhöhe ist. Bei einem gesunden Bewegungsablauf kann die schulterblatthebende Nackenmuskulatur nahezu entspannt bleiben, bis der Arm bzw. der Ellenbogen ungefähr in Schulterhöhe ist.

Erst darüber hinaus ist eine Drehung des Schulterblattes und damit die Mitarbeit der Nackenmuskulatur (Schulterblattheber und oberer Ast des Trapezmuskels) notwendig.

Dieser Bewegungsablauf kann immer wieder mit einem Partner oder alleine geübt werden.

Arm hebt sich ohne Kraft

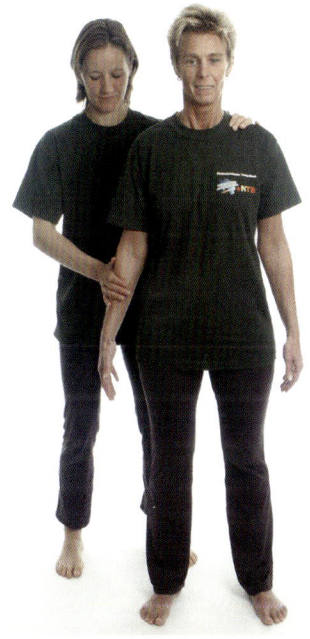 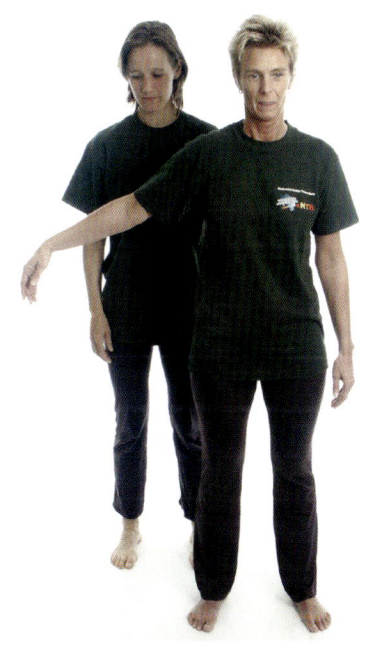

1. Der Arm wird relativ intensiv gegen einen Widerstand (Partner, Wand etc.) gedrückt. Die Spannung soll ca. 10–15 Sekunden gehalten werden (Atmung nicht vergessen!).

2. Bewusstes Entspannen der Körperregion und wahrnehmen, was passiert. Ggf. Vorstellung: *„Stell dir vor, dein Arm schwebt wie von selbst nach oben, als wenn er an einem Ballon hängt."*

Wichtig: Die Übung funktioniert nicht bei jedem. Häufig jedoch beim zweiten Versuch besser als beim ersten. Für viele Teilnehmer ist diese Übung ein „Aha"-Erlebnis.

Haltung

Wahrnehmen des Alltages

Wenn erst einmal die biomechanischen Grundprinzipien verstanden sind, dann kann damit begonnen werden, sich im Alltag zu beobachten und das Alltagsverhalten zu verändern, das heißt üben, üben, üben!

Der Alltag ist das beste Übungsfeld und der beste Trainingspartner!

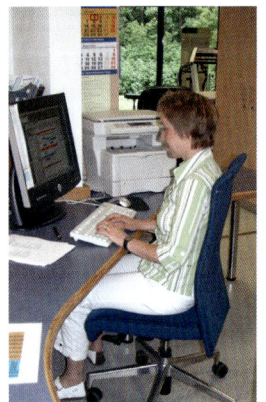

Im Büro ...

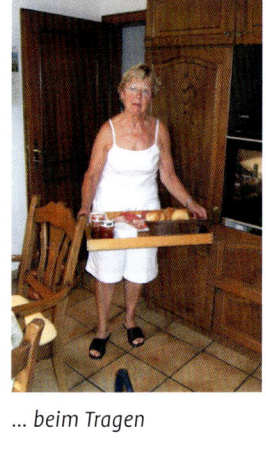

... beim Tragen

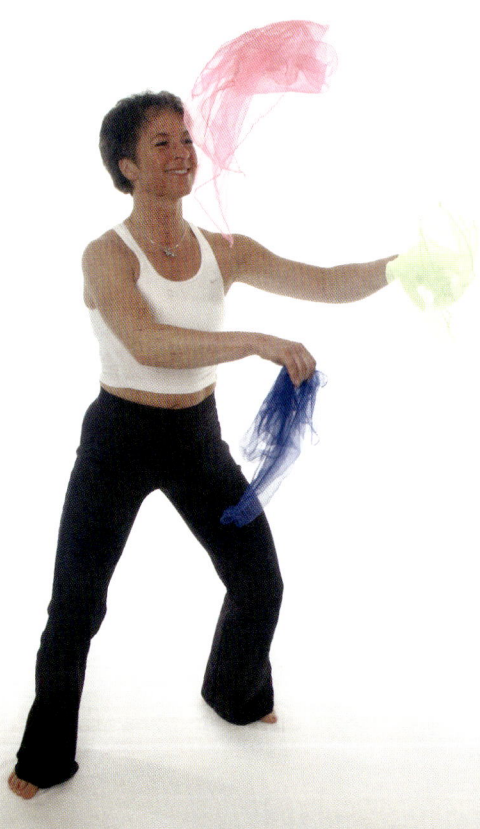

... die Körperwahrnehmung schulen!

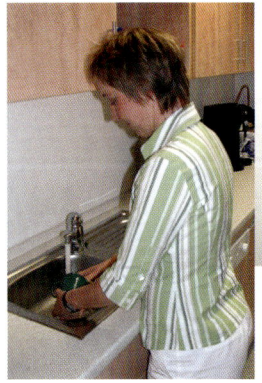

... im Haushalt

... selbst beim Essen

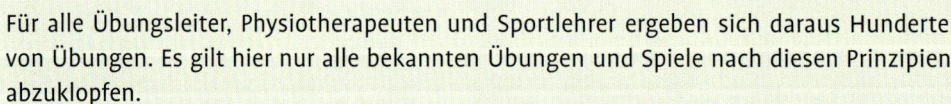

Für alle Übungsleiter, Physiotherapeuten und Sportlehrer ergeben sich daraus Hunderte von Übungen. Es gilt hier nur alle bekannten Übungen und Spiele nach diesen Prinzipien abzuklopfen.

4.2.1 „Innere Prozesse" und Vorstellungsarbeit (Imagination)

„Innere Prozesse":

Nach der Philosophie der asiatischen Bewegungsformen und in verschiedenen Körpertherapiemodellen gibt die äußere (anatomische) Haltung nur einen Teil an relevanten Informationen über die tatsächlichen Spannungs- und Energiezustände in einzelnen Muskeln und Gelenken wieder. Darüber hinaus spricht man in der chinesischen Heilgymnastik Qigong vom Öffnen (Entspannen) und Schließen (Spannen) bestimmter Muskeln und Gelenke. Damit ist gemeint, dass ein geöffnetes Gelenk bzw. ein geöffneter Muskel Blut, Wärme und Energie (Qi) fließen lassen kann. Geschlossene Muskeln sorgen für Störungen und teilweise Unterbrechungen des „Lebensflusses" in den Energiebahnen. Offene Gelenke bestehen in entspannten oder gelösten Körpersituationen und bei einer guten Bewegungskoordination. Genau diese Gelöstheit und „harmonische" Spannungssituation verlernen wir durch einseitiges Bewegen und akute oder chronische psychische Anspannung. Unsere innere und äußere Haltung ist dann nicht mehr im Lot. Wir „schließen" und verspannen viele unserer Muskeln.

Muskeln wieder zu entspannen, zu lösen und zu öffnen setzt zunächst einmal voraus, wahrzunehmen, wie der Spannungszustand in den einzelnen Muskeln ist. Wenn dann auch noch die Körperhaltung im Lot ist, kann jedes einzelne Körperteil gelöst werden, d.h. der Schwerkraft anvertraut werden. Dieses ist vorrangig ein feiner innerer Prozess, der über die Vorstellung und innere Bilder gesteuert wird. Die konkrete Vorstellung des Aufpumpens oder Wachsens kann helfen, dass sich Muskeln wieder öffnen und mit Energie, Blut oder Wärme durchflossen werden.

Der Körper setzt die neuen inneren Bilder dann alleine um. Chungliang Al Huang und Jerry Lynch (1995) nennen diesen Zustand „denkender Körper – tanzender Geist".

Haltung

Haltungsänderung nach dem Prinzip des Öffnens von Muskeln und Gelenken

Der Qigong-Stand

„Beginne im Stehen deine Atmung wahrzunehmen, beruhige deinen Geist. ... Versuche deinen Atem sanft werden zu lassen und gib ihm Platz, damit er bis in den unteren Bauch fließen kann. Zwinge ihn nicht, er nimmt sich seinen Platz ganz selbstverständlich, wenn du dich entspannst ...

Werfe dein inneres Auge auf die Füße. Lass alle Spannung los und all dein Körpergewicht in die Füße sinken. Nimm wahr, wo dir das gelingt und wo nicht. ... Deine Füße entspannen sich und geben das Körpergewicht gleichmäßig an den Boden ab. Stell dir vor, die Füße schlagen metertiefe Wurzeln in den Boden. ...

Öffne deine Waden, dann die Oberschenkel ... Stell dir vor, sie werden weit und durchlässig.

Jetzt startet der zweite Teil, mit dem man auch beginnen kann. Beide Teile zusammen sind für den Anfang zu lang!

Das Becken weitet sich in alle Richtungen. ... Richte dein Becken auf, indem du die Oberkante des Beckens nach hinten kippst und weite dein Becken in der Vorstellung nach hinten ...

Aus dem Becken erwächst die Wirbelsäule. Stell dir vor die Wirbelsäule wächst und weitet sich langsam – Wirbel für Wirbel von unten nach oben – als wenn ein schmaler, langer Luftballon sich aufpumpt – Gibt es enge Stellen, welche nicht wachsen und entspannen können, so lasse dir Zeit an dieser Stelle ...

Anschließend lässt du die Halswirbelsäule nach oben wachsen und sich strecken ... Schließlich wird der Übergang der Halswirbelsäule zum Kopf wie eine Tür geöffnet ... Der Kopf weitet sich von innen und schwebt dann nach oben ...

Nimm deinen Körper noch einmal als Ganzes wahr und vergleiche ihn mit dem Bild, welches du vorher von ihm hattest ...

Der Abschluss sind ein paar etwas tiefere Atemzüge in den unteren Bauch, die dir signalisieren, dass du langsam wieder „aufwachen" kannst."

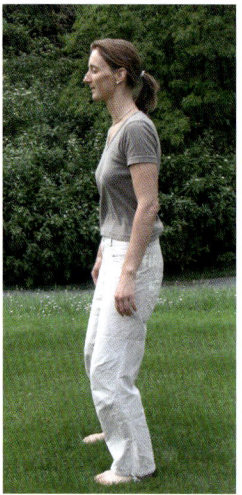

Die Übungen können je nach Übungszustand 5–20 Minuten dauern.

Es können auch weitere Körperteile, wie z.B. der Schultergürtel über die Vorstellung geöffnet und entspannt werden.

Am Anfang ist es ratsam, nur einzelne Körperregionen wie den Unterkörper oder den Oberkörper zu bearbeiten bzw. nur einzelne Bilder und Vorstellungsaufgaben zu geben.

Bei dieser Übung, wie auch bei folgenden Übungen muss allerdings auch klar sein, dass nicht jeder Kursteilnehmer die Vorstellungen umsetzen und erspüren kann. Dazu bedarf es häufig mehrmaliges Wiederholen, genügend Zeit und einer gewissen Fähigkeit an Phantasie. Es wird aber auch Teilnehmer geben, die nicht oder nur zum Teil die angebotenen Bilder nutzen können.

Qigongstand „Den Baum umarmen"
In dieser Übung geht es um ein entspanntes Stehen (oder auch Sitzen) und das Armheben mit minimaler Kraftanstrengung.

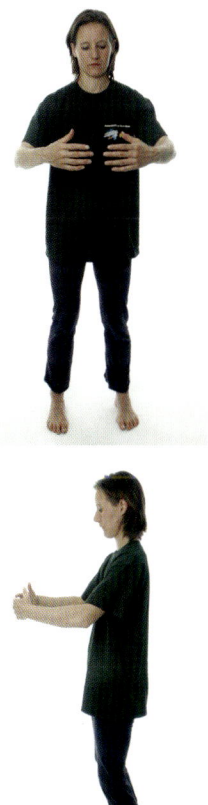

„Stell dir vor, entlang des Rückens fließt warme Energie nach oben. Damit die Energie fließen kann, wanderst du in der Vorstellung den Rücken langsam aufwärts. Alle verkrampften, engen Stellen werden entspannt und geweitet. ...

Die Energie wandert von der Brustwirbelsäule in die Schultern und weitet auch diese. ... Nun kann es sein, dass die Arme sich vom Körper wegbewegen wollen. Die Energie fließt in die Arme und du lässt die Arme, gleichsam aufgepumpt nach oben steigen. Endpunkt ist Brusthöhe, die Arme bilden einen entspannten Kreis und die Ellenbogen hängen ein wenig nach unten. ... Achte darauf, dass die Bewegung von selbst entsteht und du keine Kraft einsetzt. Weder wird der Rücken durchgedrückt, noch die Schultern hochgezogen.

Während der gesamten Übungszeit fließt die Energie den Rücken herauf, durch die Schultern in die Arme und sammelt sich wie in einem in den Händen gehaltenen Ball."

Grundvoraussetzung ist ein guter Qigongstand, d. h. ein stabiler Stand mit guter Wurzel in den Boden und einem entspannt-aufrechten Rücken.

Manchmal benötigt man mehrere Anläufe, um zu fühlen, wie die Arme vollkommen von selbst aufsteigen. Die Übung kann dann jedoch ohne Probleme zwischen 3 und 10 min gehalten werden. Erkenntnis aus dieser Übung kann sein, dass sich viele Alltagsbewegungen sehr viel entspannter und ökonomischer durchführen lassen. Zur weiteren und sinnvollen Nutzung von Qigongübungen sollten interessierte Kursleiter unbedingt an geeigneten Aus- und Fortbildungen teilnehmen.

Vorstellungsarbeit (Imagination)
Es ist immer wieder interessant, sich die mentale Vorbereitung der Bobfahrer oder der Hochspringer vor dem Wettkampf anzuschauen. Diese Spitzensportler gehen ihren Bewegungsablauf mental und zum Teil auch körperlich durch. Erst wenn der visualisierte Bewegungsablauf 100%ig funktioniert, wird gestartet.

Zahlreiche Untersuchungen an Sportlern haben gezeigt, dass das mentale Üben über innere Bilder dem körperlichen Üben gerade in koordinativ-komplexen Bewegungsabläufen gleichwertig sein kann. Gleiches gilt auch für die koordinativen Muster unserer Haltung (vgl. dazu Franklin 1995/2000).

Der Grundgedanke bei der Methode der „Ideokinese" ist, dass jeder Körper die Muster einer guten Koordination und Haltung in sich schlummern hat. Es gilt diese Muster über die geeigneten Bilder wieder zu erwecken. Dann fängt der Körper an zu denken und benutzt die verschütteten natürlichen Haltungen (al Huang/Lynch, 1992).

Die Phänomene dieser Körperarbeit sind sehr einfach und schnell durch die Umsetzung von Vorstellungsübungen (Qigongstand, Armheben, etc.) erlebbar. Voraussetzungen sind Phantasie und die Fähigkeit zur geistigen Ruhe, sowie das Vertrauen in die Selbstheilungskräfte des eigenen Körpers.

Vorstellungsübung: Der Schultergürtel sitzt (wie ein Rucksack) auf dem Brustkorb
Die Grundposition ist der entspannte Stand oder Sitz.

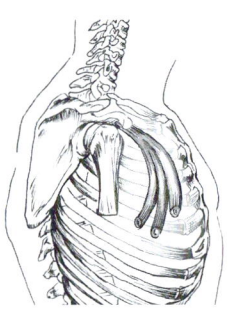

„Stell dir vor, an deinem Schultergürtel hängt ein Rucksack. Dieser Rucksack sind deine Schulterblätter. Da der Rucksack ein gutes Gewicht hat, zieht er unaufhörlich den Schultergürtel an den Schulterblättern nach unten ... Gebe dieser Kraft nach und lass die Spannung im Schultergürtel nach unten fließen."

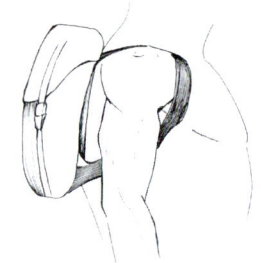

Vorstellungsübung: „Das Kopftor öffnen und den Kopf wie einen Ballon aufsteigen lassen"

> „Du stellst dir vor, dass du an der oberen Halswirbelsäule ein Tor hast, welches dir (und deiner Energie) den Eintritt in den Schädel gewährt. Oft ist dieses geschlossen. Du öffnest es, indem du dein Kinn ganz fein nach unten bewegst und deinen Kiefer löst. Dann stellst du dir das Toröffnen vor. Der obere Halswirbelsäulenbereich wird weit und die Energie fließt nach oben in den Kopf. Dein Kopf wird leicht und leer. Dadurch steigt der Kopf nach oben wie ein Ballon."

Diese Übung erfordert häufiges Wiederholen und ein gutes Vorstellungsvermögen. Also nicht beirren lassen und häufiger üben. Diese Imagination kann mit der des Schulterblattrucksackes kombiniert werden.

Vorstellungsübung: Der Fahrstuhl

> „Während du die Arme (oder einen Arm) anhebst, stellst du dir vor, wie die Schulterblätter als Gegengewicht wie beim Fahrstuhl nach unten sinken"

Die Übungen können je nach Übungszustand 5 – 20 Minuten dauern.

Der Partner kann diese Bewegung unterstützen, indem er die Hände auf die Schulterblätter legt und diese nach unten zieht.
Es sollte so lange geübt werden, bis ein Gespür existiert, dass es so leichter wird, die Arme zu heben.

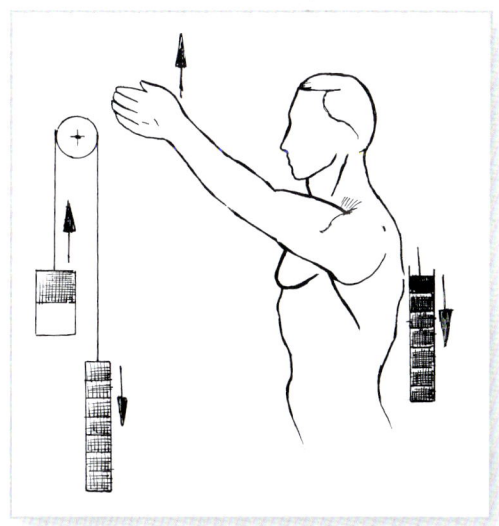

Abb.: Die Schulterblätter als Gegengewichte

4.3 Entspannung

Hier geht es nicht um die Empfehlung dezidierter Entspannungsverfahren, sondern um die Betonung und die Entdeckung von individuellen Entspannungsmöglichkeiten, sei es nun ein einsamer Spaziergang, das Angeln, ein entspannendes Herz-Kreislauf-Training, das Spielen mit dem (Enkel)kind oder das Autogene Training.

Die Entspannungsmöglichkeiten können in unterschiedlichen Modellen systematisiert werden:

Einteilung nach Fremd- und Selbstbeeinflussungsverfahren (siehe auch BUSKIES/DEMSKI 2003):

Entspannungsverfahren		
Systematische Fremdbeeinflussung	**Selbstbeeinflussung nicht systematisch lehr- und lernbar (nicht allgemein übertragbar)**	**Selbstbeeinflussung systematisch lehr- und lernbar**
Hypnose	Spazieren gehen	Progressive Muskelentspannung
Massage	in der Badewanne liegen	Autogenes Training
Schüttelungen	saunieren	Yoga
etc.	mit den Enkeln spielen	Meditationstechniken
	walken, joggen	Körperreisen
	angeln	Taijiquan, Qigong
	etc.	etc.

Insbesondere der Effekt der nicht systematischen Selbstbeeinflussungsverfahren sollte nicht unterschätzt werden.

Einteilung nach primären Stressreaktionsschema:

Entspannungsverfahren	Stressreaktionsebene
Progressive Muskelentspannung, Dehnung, Massage u. a.	motorisch
Autogenes Training/Phantasiereisen u. a.	vegetativ
Meditation u. a.	kognitiv/affektiv

Die verschiedenen Stressreaktionsebenen bedingen sich natürlich gegenseitig. So hat die verstärkte Entspannung einer Ebene auch Einfluss auf die anderen. Einzelne Techniken, wie z. B. das Qigong sind hier schwer einzuordnen.

Die seelisch-geistige Entspannung ist das, was alle Methoden gemein haben. Entspannung heißt jedoch nicht oder weniger eine Schlaffheit oder Schläfrigkeit zu erzeugen. In den meisten Fällen ist ein geistig entspannter und wacher Zustand, in dem alle Körper- und Geistphänomene beobachtet werden, das Wunschziel. Die fernöstlichen „Entspannungsübungen" sind obendrein oft körperlich anstrengend. Erst bei einer Übungsroutine bzw. nach dem Üben stellt sich Ruhe und Zufriedenheit ein.

Grundsätzlich raten wir zu einer spezifischen Schulung der Kursleiter im Entspannungsbereich.

Für alle Verfahren gelten einige wichtige Grundregeln:

- Schaffen Sie eine angenehme Atmosphäre! Der Raum sollte angenehm temperiert sein (ggf. wärmere Kleidung anziehen lassen). **Entspannung braucht Wärme!**
- Mögliche Störungen sollten im Vorfeld weitestgehend ausgeschlossen werden. Wenn nötig, sollen Störungen wahrgenommen, aber nicht beachtet werden.
  Entspannung braucht ein (möglichst) störungsfreies Umfeld!
- Zeitdruck unbedingt vermeiden! Der Zeitfaktor darf nur für den Kursleiter eine Rolle spielen und nicht an die Gruppe weitergeben werden. **Entspannung braucht Zeit!**
- Jeder Teilnehmer darf selbstständig entscheiden, ob er an den Entspannungsübungen teilnimmt. Die Entscheidung ist aber nur dann wirklich möglich, wenn der Teilnehmer über die anstehende Entspannung aufgeklärt wird.
  Entspannung braucht Freiwilligkeit!
- Jeder Teilnehmer muss vor Beginn der Entspannung eine bequeme Position eingenommen haben. Verschiedene Positionen, wie Stand, Sitz, Bauch- oder Rückenlage sind dabei grundsätzlich vorstellbar. Entspannungsübungen im Stand und Sitz erleichtern häufig den Transfer in das Alltagsleben. Zur bequemen Positionierung ist manchmal eine Unterlagerung hilfreich (z. B. Nacken und Knie in Rückenlage).
  Entspannung braucht eine bequeme Positionierung!
- Die Entspannung beginnt immer mit einer ruhigen Sammlungsphase. Diese beinhaltet:
  – Ankündigung/Erklärung der folgenden Übung
  – Abfrage der Rahmenbedingung (z. B. Temperatur)
  – Auf Freiwilligkeit hinweisen, ggf. Möglichkeit den Raum zu verlassen!
  – Einnahme einer bequemen Position, ggf. Korrektur der Position.
  – Einleitung der Entspannung durch Ritual, z. B. tiefe Ausatmung, Schließen der Augen!
  Entspannung braucht eine Sammlungsphase!
- Teilnehmer werden immer „zurückgeholt". Am Ende jeder Entspannung wird durch tiefes Ein- und Ausatmen, wiederholtes „Hände zu Fäusten-Ballen", Arme beugen und strecken, sich Recken und Strecken, tiefes Ein- und Ausatmen, langsames Augen öffnen die Entspannungsübung beendet. **Entspannung braucht ein „Zurückholen"!**

Fortsetzung nächste Seite

- Den Abschluss sollte eine Befindlichkeitsabfrage „Blitzlicht" darstellen.
  Entspannung braucht Reflexion!

- Alle genannten Punkte dienen u. a. dazu eine angenehme und möglichst vertrauensvolle Atmosphäre aufzubauen. Damit ist sowohl das Gruppen- wie auch das Raumklima gemeint!
  Entspannung braucht eine angenehme und vertrauensvolle Atmosphäre!

- Das Einsetzen von Musik kann (richtig eingesetzt!) ein Entspannungsverfahren unterstützen. Die Musik muss auf das Verfahren und die Gruppe abgestimmt sein!

- Das Schließen der Augen unterstützt die Konzentration auf innere Prozesse und Wahrnehmungen. Auch das Schließen der Augen beruht auf Freiwilligkeit. Häufig kann ein zusätzlicher Effekt erzielt werden, indem der Punkt zwischen den Augenbrauen und bei offenen Augen ein Punkt im Raum fixiert wird. Durch das Abdunkeln des Kursraumes kann eine nach innen ausgerichtete Empfindung/Wahrnehmung gefördert werden.

4.3.1 Entspannungsübungen

Passives Durchbewegen des Armes

Beide Partner sitzen entspannt-aufrecht, Partner B sitzt seitlich und hält den Arm von Partner A am Ellenbogen und an der Hand. Er bewegt den Arm vor und zurück, hoch und runter und dann in alle Bewegungsrichtungen.

Die Aufforderungsmöglichkeiten an Partner A sind, den „Arm abgeben, sich führen lassen, sich entspannen, vertrauen oder sich (den Arm, den Schultergürtel) fallen lassen". Partner B soll spüren, ob und dass er den Arm alleine bewegt.
Bevor die Seite gewechselt wird, beide Körperhälften vergleichen!

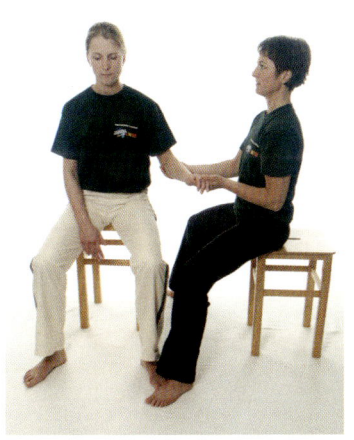
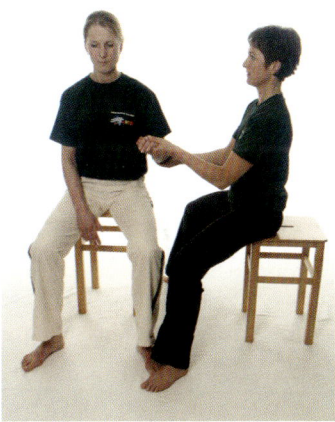

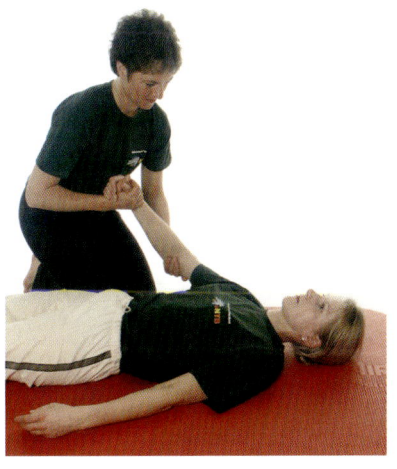

Variation der Übung: Partner A liegt. Partner B kniet daneben. Der Arm wird gehalten, bewegt, evtl. leicht gezogen und durch Minibewegungen geschüttelt.

Igelballmassage

Partner A liegt (Bauchlage), sitzt oder steht, möglichst mit geschlossenen Augen, ruhig und bequem. Partner B rollt mit einem oder zwei Igelbällen über die Körperrückseite. Die Stärke des Igelballdrucks wird mit dem Partner abgesprochen. Der Igelball sollte möglichst nicht direkt über die WS gerollt werden. Die Igelballmassage kann auch auf einzelne Körperregionen (z. B. Schulter, Nacken) begrenzt werden.

Hand auflegen

Partner A sitzt, steht oder liegt, möglichst mit geschlossenen Augen, ruhig und bequem. Partner B legt seine Hände von hinten auf einen bestimmten Köperbereich – hier zum Beispiel den Nackenbereich – und lässt sie dort ruhen.

„Wie fühlt sich der Bereich vor, während und nach der Übung an?"

Varianten:
- in den Körperbereich hineinatmen
- Partner B reibt die Hände aneinander und hält sie ca. 1 cm über den Körperbereich.
- Erst sanfte Berührung, dann abheben der Handflächen. Partner B lässt Hände ganz langsam wandern. Was spürt Partner A?

Den Kopf halten

Partner A liegt auf dem Boden, besser auf einer Liege. Partner B kniet oder steht hinter dem Kopf und bettet den Kopf in seine beiden Hände. Aufforderungsmöglichkeiten an Partner A können sein, „den Kopf abzugeben, sich zu entspannen, sich dem Partner anzuvertrauen, sich fallen zu lassen, sich in Obhut zu begeben, den Nacken lang werden zu lassen oder einfach nur zu genießen."

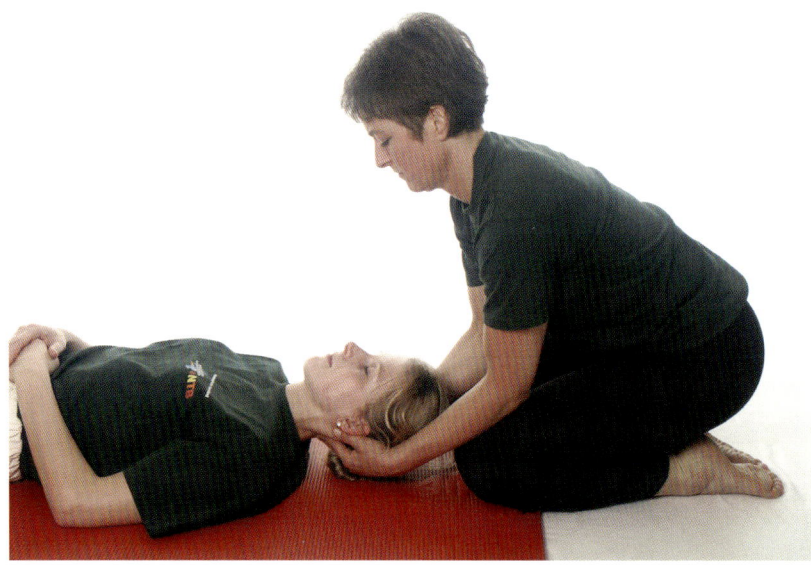

Wichtig: Bitte die Übung vor dem Start genau erklären. Insbesondere bei dieser Übung auf die Freiwilligkeit hinweisen. Sie wirkt häufig sehr entspannend und löst manchmal neben den muskulären auch emotionale Verspannungen. Die im Bild gezeigte Armhaltung gibt etwas Sicherheit. Die Hände neben den Körper zu legen, verlangt ein stärkeres „Fallen lassen".

Entspannung durch Atemübungen

Unsere Atmung ist Indikator für die psychische Befindlichkeit und ändert sich unter psychischer Belastung. Deshalb sind Atemübungen eine gute Möglichkeit, um im Umkehrschluss Körper und Geist zu entspannen.

Das natürliche Atmen

> „Beobachte deinen Atemstrom von der Nase über die Bronchien in die Lunge … Spüre welche Körperregionen sich beim Einatmen weiten … Registriere die Länge der Einatmung und der Ausatmung … Versuche noch ruhiger zu werden und versuche das Einströmen der Luft zuzulassen … Der Vorgang des Einatmens geschieht von ganz alleine … Beobachte immer wieder, welche Körperregionen durchströmt werden … Beim Einatmen senkt sich das Zwerchfell und der Bauch füllt sich … Lass den Bauch los, so dass der Atem Platz hat … Er strömt tief bis in den unteren Bauch hinein.
> Mit dem Ausatmen entspannt sich das Zwerchfell wieder nach oben und der Brustkorb verringert seinen Umfang … Unterstütze das Ausatmen mit einem leisen „ssssss" und lasse zwischen Ein- und Ausatmung eine kleine Pause … Der natürliche Atem stellt sich von ganz alleine ein, wenn wir geistig und körperlich entspannt sind … Zwinge den Atem deshalb nicht, sondern lasse ihn zu …"

Gesamtlänge der Übung 5 – 20 Minuten

„Energie-Atmen" frei aus dem Qigong (chin. Heilgymnastik)

Diese Atemübung dient der geistigen Beruhigung und des „Energie-tankens". Ein weiterer Effekt dieses Atmens ist, die Spannungen des Oberkörpers zu reduzieren („oben leeren, unten füllen", siehe auch Kapitel 2). Es kann im Sitzen, besser noch im Qigong-Stand geübt werden.

> „Bringe dich in eine entspannte, aufrechte Körperhaltung … Beobachte wie dein Atem nach unten in den Brustkorb und in den unteren Bauch fließt … Gib dem Atem Platz … Lasse die Spannungen entweichen … aus dem Schultergürtel,… dann aus dem Brustkorb … und aus dem Bauch …
> Stelle dir vor, mit jedem Einatmen frische neue Energie aufzunehmen und bis in den unteren Bauch zu schicken … Drei Fingerbreit unter dem Bauchnabel sitzt nach der chinesischen Medizin unser „unteres Dantian", das wichtigste Energiefeld. Schicke deinen Atem, deine Energie dorthin und tanke deine Energie Atemzug für Atemzug auf …
>
> *Fortsetzung nächste Seite*

> *Lasse nun mit jeder Ausatmung alle Spannung und verbrauchte Energie durch die Beine und Füße in den Boden fließen ... Lass mit der Ausatmung los und erleichtere dich Stück für Stück ... Je mehr verbrauchte Energie du abgibst, desto mehr Platz hast du für frische neue Energie ... Schließe diese Übung dadurch ab, dass du ca. zwei Minuten deine Hände auf den unteren Bauch legst und dem Atem unter deinen Händen nachspürst ..."*

Gesamtlänge der Übung 5–20 Minuten

4.3.2 Entspannungsverfahren

Progressive Muskelrelaxation nach Jacobson (PMR)
Bei der progressiven Muskelentspannung nach Dr. Edmund Jacobson soll über die bewusste Ansteuerung der Willkürmuskulatur ein Weg zur Wahrnehmung und schließlich zur Veränderung des motorischen, aber auch des psychischen Spannungszustandes angebahnt werden.

„Es zeigte sich, dass die Muskelentspannung der direkte physiologische Gegensatz zu allen Arten von Ängsten und psychischen Spannungen ist". (SAMMER 1999, 31)

Ziel ist somit, eine Wirkung auch auf die anderen Stressreaktionsebenen zu erreichen.

Bei der Progressiven Muskelentspannung werden bestimmte Muskeln/Muskelgruppen systematisch in einer bestimmten Reihenfolge zuerst 5–10 sec. angespannt, um dann die Spannung zu lösen und den Muskel zu entspannen (ca. 20–40 sec). Dabei steht zuerst einmal die Wahrnehmung des jeweiligen Zustandes im Vordergrund.

Das Grundverfahren der Progressiven Muskelentspannung umfasst die systematische „Bearbeitung" von 16 Muskelgruppen. Für die Nutzung außerhalb von reinen Entspannungsstunden bietet sich eine verkürzte Form (7 Muskelgruppen = ca. 25 min Übungszeit) bzw. die Kurzform (4 Muskelgruppen = ca. 15 min Übungszeit) an. Darüber hinaus gibt es Alltagskurzformen, die ca. 30 Sekunden bis 5 Minuten dauern und im Alltag zu Hause oder am Arbeitsplatz durchgeführt werden können.

Übung mit 7 Muskelgruppen (Beispiel im Liegen)

Zur Vorbereitung:
„Legt euch bitte nach Möglichkeit in Rückenlage auf die Gymnastikmatte. Überprüft noch einmal, ob euch irgendetwas stört oder einengt. Öffnet ggfs. noch euren Gürtel oder legt eure Brille neben den Kopf. Legt die Arme neben den Körper. Die Beine liegen lang und fallen leicht nach außen. ...
Atmet noch einmal tief. ... Schließt die Augen – wenn ihr wollt. ... Atmet noch einmal bewusst tief ein und wieder aus. ... Konzentriert euch auf euch. ... Versucht, euch auf die Stelle zwischen euren Augenbrauen zu konzentrieren. ... Ihr atmet ruhig und entspannt weiter. ...
Wir beginnen nun mit den Übungen:"

Dominanter Arm (2x)
Anspannung:
„Lenke deine Wahrnehmung bitte auf deinen dominanten Arm. Spüre den Arm! Was spürst du [evtl. Wärme/Kälte, Härte/Weichheit, Spannung/Entspannung]? ...
Spanne jetzt deinen dominanten Arm an, indem du mit deiner Hand eine Faust ballst, den Unterarm anwinkelst, den Bizeps anspannst und mit dem Ellbogen gegen die Unterlage drückst. Halte die Spannung und atme dabei gleichzeitig weiter! Was spürst du?"

Entspannung:
„Löse die Anspannung auf. Spüre dabei bewusst den Übergang von der Anspannung zur Entspannung. Wie fühlt sich der Oberarm dabei an? ... Du spürst, wie sich die Entspannung ausbreitet. Der Arm liegt entspannt und schwer auf der Matte. ... Versuche, das Gefühl der Anspannung, welche du gerade noch gespürt hast, mit dem Gefühl der Entspannung und Schwere zu vergleichen. ... Wie fühlte sich der Arm vor der Übung an? ... Wie fühlt er sich jetzt an?"

Nicht dominanter Arm (2x)
Anspannung:
„Lenke deine Wahrnehmung auf deinen nicht-dominanten Arm. Spüre den Arm! Was spürst du [evtl. Wärme/Kälte, Härte/Weichheit, Spannung/Entspannung]? ...
Spanne bitte jetzt deinen nicht-dominanten Arm an, indem du mit deiner Hand eine Faust ballst, den Unterarm anwinkelst, den Bizeps anspannst und mit dem Ellbogen gegen die Unterlage drückst. Halte die Spannung und atme dabei gleichzeitig weiter! Was spürst du?"

Entspannung:
„Löse die Anspannung auf. Spüre dabei bewusst den Übergang von der Anspannung zur Entspannung. Wie fühlt sich der Oberarm dabei an? ... Du spürst wie sich die Entspannung ausbreitet. Der Arm liegt entspannt und schwer auf der Matte. ... Versuche das Gefühl der Anspannung, welche du gerade noch gespürt hast, mit dem Gefühl der Entspannung und Schwere zu vergleichen. ... Wie fühlte der Arm sich vor der Übung an? ... Wie fühlt er sich jetzt an?"

Gesicht (2x)

Anspannung:

„Lenke deine Wahrnehmung nun auf dein Gesicht. Wie fühlt sich dein Gesicht an (Wärme/Kälte, Härte/Weichheit, Spannung/Entspannung)? ...
Spanne bitte jetzt die Muskulatur deines Gesichtes an, indem du die Zähne und Lippen zusammenpresst, die Zunge gegen den Gaumen drückst, die Stirn runzelst, allerdings dabei die Augenbrauen anhebst, die Augen zusammenkneifst und die Nase rümpfst. Halte die Spannung und atme dabei gleichzeitig weiter! Was spürst du?"

Entspannung:

„Löse die Anspannung auf. Spüre dabei bewusst den Übergang von der Anspannung zur Entspannung. Wie fühlt sich das Gesicht und deine Gesichtsmuskulatur an? ... Du spürst, wie sich die Entspannung ausbreitet. Dein Gesicht wird immer glatter. ... Versuche das Gefühl der Anspannung, welche du gerade noch gespürt hast, mit dem Gefühl der Entspannung und Schwere zu vergleichen. ... Wie fühlte sich dein Gesicht vor der Übung an? Wie fühlt es sich jetzt an?"

Hals und Nacken (2x)

Anspannung:

„Lenke deine Wahrnehmung nun auf deine Hals- und Nackenmuskulatur. Spüre deinen Nacken- und Halsbereich! ... Was spürst du (evtl. Wärme/Kälte, Härte/Weichheit, Spannung/Entspannung)? ...
Spanne jetzt den Bereich an, indem du das Kinn Richtung Brust ziehst, die Halsmuskulatur bewusst anspannst und den Hinterkopf leicht gegen die Unterlage drückst.
Halte die Spannung und atme dabei bitte gleichzeitig weiter! Was spürst du? Wie fühlt sich die Spannung an?"

Entspannung:

„Löse die Anspannung auf. Spüre dabei bewusst den Übergang von der Anspannung zur Entspannung. Spüre, wie sich die Halsregion entspannt. ... Spüre, wie sich die Entspannung auf die gesamte Hals- und Nackenregion ausbreitet. .... Wie fühlt sich das an? ... Spüre der Entspannung nach. Fließt sie auch in andere Regionen? ...
Versuche das Gefühl der Anspannung, welche du vorher noch gespürt hast, mit dem Gefühl der Entspannung und Schwere zu vergleichen. ... Wie fühlte sich der Hals- und Nackenbereich vor der Übung an? Wie fühlt er sich jetzt an?"

Schulter und Rumpf (2x)

Anspannung:

„Lenke deine Wahrnehmung nun auf deinen Rumpfbereich und die Schultern. Spüre deine Schultern, ... deinen Rücken ... und deinen Bauch! ... Was spürst du (evtl. Wärme/Kälte, Härte/Weichheit, Spannung/Entspannung)? ...

Fortsetzung nächste Seite

Spanne bitte jetzt deinen Rumpf und deine Schultern an, indem du deine Schulterblätter nach hinten unten ziehst, als ob sie zusammengeführt werden sollen, den Bauch anspannst und den Po zusammen kneifst. ...
Halte die Spannung und atme dabei gleichzeitig weiter! Was spürst du dabei?"

Entspannung:
„Löse die Anspannung auf. Spüre dabei bewusst den Übergang von der Anspannung zur Entspannung. Wie fühlen sich der Rumpf und die Schultern dabei an? ... Du spürst, wie sich die Entspannung ausbreitet. ... Der obere Rücken fühlt sich ganz entspannt und gelöst an. ... Mit jeder Einatmung wölbt sich Bauchdecke angenehm leicht nach vorne. ... Mit jeder Ausatmung spürst du eine zunehmende Entspannung im Brustkorb und Bauchbereich. ... Der Po liegt weich und entspannt auf der Unterlage. ... Versuche das Gefühl der Anspannung, welche du vorher noch gespürt hast, mit dem Gefühl der Entspannung und Schwere zu vergleichen. ... Wie fühlte sich der Schulter- und Rumpfbereich vor der Übung an? Wie fühlt er sich jetzt an?"

Dominantes Bein (2x)
Anspannung:
„Lenke deine Wahrnehmung nun auf dein dominantes Bein. Spüre das Bein! Was spürst du (evtl. Wärme/Kälte, Härte/Weichheit, Spannung/Entspannung)? ...
Spanne bitte jetzt dein dominantes Bein an, indem du mit den Zehen zum Schienbein ziehst und das gestreckte Bein gegen die Unterlage drückst [alternativ Zehen strecken und versuchen, das Bein leicht anzuheben].
Halte die Spannung und atme dabei bitte gleichzeitig weiter! Was spürst du?"

Entspannung:
„Löse die Anspannung auf. Spüre dabei bewusst den Übergang von der Anspannung zur Entspannung. Wie fühlt sich das Bein dabei an? ... Du spürst, wie sich die Entspannung ausbreitet. ... Das Bein liegt entspannt und schwer auf der Matte. ... Versuche, das Gefühl der Anspannung, welche du gerade noch gespürt hast mit dem Gefühl der Entspannung und Schwere zu vergleichen. ... Wie fühlte das Bein sich vor der Übung an? Wie fühlt er sich jetzt an?"

Nicht dominantes Bein (2x)
Anspannung:
„Lenke deine Wahrnehmung bitte auf dein nicht-dominantes Bein. Spüre das Bein! Was spürst du (evtl. Wärme/Kälte, Härte/Weichheit, Spannung/Entspannung)? ...
Spanne bitte jetzt dein dominantes Bein an, indem du mit den Zehen zum Schienbein ziehst und das gestreckte Bein gegen die Unterlage drückst [alternativ Zehen strecken und versuchen das Bein leicht anzuheben].
Halte die Spannung und atme dabei bitte gleichzeitig weiter! Was spürst du?"

Fortsetzung nächste Seite

Entspannung:

„Löse die Anspannung auf. Spüre dabei bewusst den Übergang von der Anspannung zur Entspannung. Wie fühlt sich das Bein dabei an? ... Du spürst wie sich die Entspannung ausbreitet. ... Das Bein liegt entspannt und schwer auf der Matte. ... Versuche, das Gefühl der Anspannung, welche du gerade noch gespürt hast, mit dem Gefühl der Entspannung und Schwere zu vergleichen. ... Wie fühlte das Bein sich vor der Übung an? Wie fühlt er sich jetzt an?"

Abschluss

„Spüre jetzt deine Entspannung noch einmal ganz bewusst. Du spürst die Entspannung in beiden Beinen. ... Lasse sie noch einmal mit jedem Atemzug tiefer werden. ... Erlebe die Wärme und Schwere deiner Beine tiefer werden, während sie sich gleichzeitig ausbreitet. ...
Spüre die tiefe, angenehme Entspannung im Po ... und im Bauchraum. ... Die tiefe Entspannung breitet sich mit jeder Ausatmung weiter in den Schulterbereich, ... den Hals- und Nackenbereich ..., dem Gesicht ... bis in die Arme und Hände aus. ...
Spürst du Unterschiede zum Beginn der Übung?
Lasse dir Zeit und genieße das Gefühl der Ruhe, Entspannung und Versunkenheit ..."

Den Abschluss der Übung stellt das „Zurückholen" dar.

Für die Einführung dieses Verfahren sollte genügend Zeit eingeplant werden. Je erfahrener und geübter die Gruppe und der Übungsleiter sind, desto kürzer können die Anweisungen sein.

Eine methodisch auf PMR aufbauende „Weiterentwicklung" stellt die passive Muskelentspannung dar, bei der über die bloße Wahrnehmung von Spannungszuständen und über „das Erinnern" an die entspannenden Wirkungen und Gefühlen der PMR Einfluss auf die Spannungszustände einzelner Muskelbereiche genommen werden soll.

Phantasiereise

Entspannende Phantasiereisen fußen auf dem gleichen Phänomen wie gute Literatur oder gute Geschichten. Die Leser oder Zuhörer werden in ein „Erleben" hereingezogen, welches nur innerlich stattfindet. Die gelesenen oder gehörten Geschichten nimmt jeder Leser oder Zuhörer sehr individuell war, weil er sie nur auf Grundlage der eigenen wirklichen Erfahrungen und Situation und mit seinen individuellen Verarbeitungen erlebt.

Dass solche Geschichten physiologische Wirkungen haben, weiß jeder, der sich einmal im hungrigen Zustand seine Lieblingsspeise sehr genau vorgestellt hat, bzw. sie beschrieben bekommen hat. Ein erhöhter Speichelfluss und Schluckbedarf waren die Folge.

Die entspannenden Phantasiereisen versuchen, über bestimmte Themen bestimmte Vorstellungen zu initiieren, die entspannende Wirkungen auf die Zuhörer haben.

Dabei muss unbedingt bei der Einführung und Nutzung von Fantasiereisen, die eventuell sehr unterschiedlichen Erfahrungen und Wertigkeiten von den Teilnehmern bedacht werden. So kann die – um in dem Beispiel mit den Lieblingsspeisen zu verbleiben – Vorstellung herzhaft in ein frisches Mettbrötchen zu beißen bei einigen Menschen nahezu euphorische Gefühle hervorrufen, während andere Menschen darum kämpfen müssen, ihren Mageninhalt im selbigen zu behalten.

Konkreter an bekannten Phantasiereisethemen festgemacht, bedeutet dies, dass zum Beispiel eine Phantasiereise zum Sandstrand am Meer bei vielen (den meisten) Menschen gewünscht positive Gefühle initiieren kann. Bei Menschen, die in ihrem letzten Strandurlaub von ihrem Traumpartner verlassen wurden oder nur knapp eine Haiattacke überlebt haben, werden vermutlich andere Gefühle hervorgerufen.

Deshalb muss das Thema einer Phantasiereise den Teilnehmern vorher unbedingt skizziert werden!

Der Sandstrand am Meer (frei nach Else Müller)
1. Sammlungsphase mit Skizzierung des Themas (Sandstrand)
2. Phantasiereise

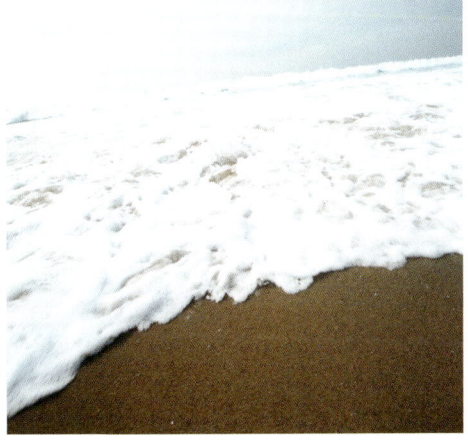

„Unsere Reise beginnt. Ich schicke dich in ein warmes Land – an einen schönen Sandstrand in einer versteckten Bucht mit klaren, blauen Wasser ...
Du liegst an diesem Strand ...
Du liegst im warmen, weichen Sand ...
Du spürst diesen warmen weichen Sand auf deiner Haut, ... er ist so weich und warm – ...

Die Sonne scheint am blauen Himmel ...
Du spürst die Wärme der Sonne ... du bist umhüllt und geborgen in dieser Wärme ...

Es ist ein so angenehmes Gefühl, diese Wärme zu spüren ...
Die Wärme zieht durch deinen ganzen Körper ...
Du spürst eine tiefe Ruhe, die dich durchströmt ... Dein Körper liegt ganz entspannt und angenehm schwer im Sand. ... Du fühlst dich wohl. ... So ruhig, schwer und warm.

Du riechst die salzige, volle Meeresluft ...
Du schmeckst die salzige, volle Meeresluft ...
Du spürst deinem Atem, ruhig und gleichmäßig
Du spürst diese volle energiereiche Meeresluft in deinen Lungen – voller Energie
Dein Atem ist tief, ruhig und gleichmäßig. ...
Du spürst wie du mit jeder Einatmung Energie aufnimmst ...
Du bist ruhig und entspannt ...
Du hörst das Meer, das ruhige gleichmäßige Rauschen des Meeres
Die Wellen gehen auf und ab, ... auf und ab
Dein Atem passt sich den Wellen an ...
Ein und aus, ... ein und aus ...
Ruhig und gleichmäßig – ein und aus ... ist Wellenberg und Wellental ...
Ein und aus, ... ein und aus ...
Ruhig geht dein Atem ... – den Wellen gleich
Du bist ganz schwer, warm, ruhig und entspannt ...
Ein leichter Wind weht über deine Stirn ...
Du fühlst dich wohl ...
Du bist ganz schwer, warm, ruhig und entspannt
Du genießt es einfach nur da zu liegen ... ganz ruhig und entspannt ...
Langsam geht die Reise dem Ende entgegen ...
Du verabschiedest dich von deinem Strand ...
... und bist nun wieder zurück von deiner Reise ...
atme noch einmal tief durch ... recke und strecke dich ... gähne, wenn du möchtest ... öffne langsam die Augen ... bewege jetzt bitte noch einmal kräftig deine Arme und Beine ... und nimm das Gefühl von Ruhe, Wärme, Entspanntheit, aber auch von Energie mit nach Hause. ..."

Entspannung

„Wecke das Qi"

Diese Übung weckt unsere Energie und lässt sie durch den gesamten Körper fließen. Vorraussetzung ist ein entspannter Zustand und ein entspannter Qigong-Stand (am besten als Vorübung).

Unsere Lebensenergie fließt dann, wenn auch unsere Körperhaltung und unsere Bewegungen fließend, weich und ohne übermäßige Kraft sind.

> *„Beuge deine Knie aus dem Qigong-Stand und lasse nach unten los. In der Vorstellung fließt alle Energie nach unten in den Boden. Der Rücken bleibt dabei entspannt-aufgerichtet. Du atmest dabei aus.*
>
> *Mit dem Einatmen steigt deine Energie nach oben: Deine Beine strecken sich, der Rücken steigt nach oben und die Arme steigen wie aufgepumpt nach vorne oben bis in Schulterhöhe. Mit dem Ausatmen sinken die Arme am Körper wieder nach unten. Damit beginnt der Kreislauf wieder von vorne.*
>
> *Beobachte dich während der gesamten Bewegung und achte auf einen entspannten Körper. Vor allem dein Rücken sollte flach-entspannt sein und dein Schultergürtel sollte entspannt auf dem Brustkorb liegen. Die Energiewelle nach oben und nach unten bewegt deinen Körper, nicht deine Kraft!"*

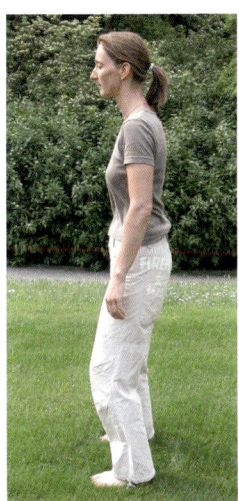 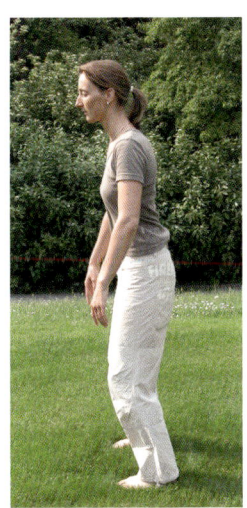 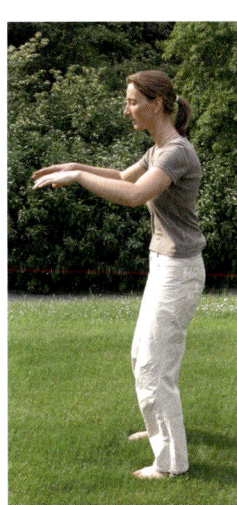 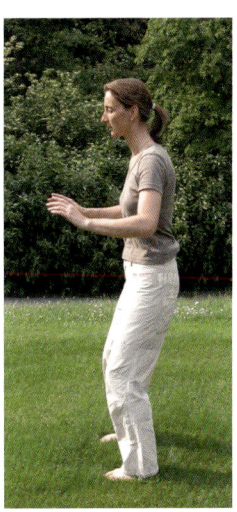

Mit dieser Übung kann man schnell feststellen, wo die Energie im Körper blockiert ist, d. h. der Körper gewöhnlich verspannt ist. Kleine Detailänderungen der Haltung sollten ausprobiert werden und sorgen für eine veränderte Körperspannung, energetisch betrachtet für einen veränderten Energiefluss.

Autogenes Training

Das Autogene Training ist eine univereffizione Trainingsmethode – wenn sie denn beherrscht wird! Die Anwendung des Autogenen Trainings können wir nur empfehlen, wenn es im Rahmen einer anerkannten Aus- oder Fortbildung erlernt wurde. Es besteht seit langer Zeit die Diskussion, ob das Autogene Training grundsätzlich nur von Psychiatern und Psychologen durchgeführt werden soll.

4.3.3 Herz-Kreislauf-Training zur Entspannung und Stressreduktion

Allgemein wird das Herz-Kreislauf-Training oder auch Ausdauertraining eher als schweißtreibend und anstrengend angesehen. Genauer betrachtet kann ein niedrigschwelliges adäquat belastendes Herz-Kreislauf-Training für viele Menschen gleichzeitig genau die „Entspannungsmethode" sein, die sie benötigen!

Dabei gibt es zwei Ansatzpunkte:

- **Entspannung während der Ausübung („Resting in doing")**

Viele erfahrene freizeit- und wellnessorientierte Ausdauersportler nennen als Gründe für ihren Sport die Möglichkeit, während der häufig sehr einfachen Bewegungsfolgen (z. B. beim Laufen) ideal den Arbeitstag reflektieren und entspannen zu können. Die meisten Läufer kennen das Phänomen, irgendwann in einem Lauf „aufzuwachen" und die Umgebung wieder wahrzunehmen.

Oftmals spielt auch das „Naturerlebnis" (z. B. beim Skilanglauf) eine große Rolle für die Einschätzung der entspannenden Wirkung.

Selbst bei den komplexen koordinativen Anforderungen bei der Aerobic nennen einige Teilnehmer die Möglichkeit bei lauter Musik und klaren Vorgaben (nachmachen – vormachen) ideal „abspannen" zu können.

- **Entspannung nach der Belastung**

Das Ausdauertraining ist eines der besten Beruhigungs- und Aufbaumittel für den Menschen. Die Ursache hierfür liegt in dem durch körperliche Betätigung beschleunigten Abbau von Hormonen und anderen chemischen Verbindungen, die sich in starken Stresssituationen im Körper bilden. Ungefähr 90 Minuten nach dem Training setzt außerdem eine Phase großer emotioneller und physischer Entspannung ein.

Adäquat ausdauertrainierende Menschen schlafen besser, tiefer und erholsamer, als nicht trainierende Menschen.

In der Trainingslehre wird Ausdauer definiert als „die Widerstandsfähigkeit gegen Ermüdung bei anhaltender Belastung und die anschließende rasche Wiederherstellungsfähigkeit".

Das bedeutet, dass gut dosiertes Ausdauertraining eine ideale Möglichkeit darstellt, Belastungen (Stress) besser zu tolerieren und damit die Belastungsspitzen zu reduzieren und gleichzeitig den dann noch entstehenden Stress abzubauen.

4.4 Dehnung

Nutzen und Nachteile des Dehnens werden momentan in der Sportwissenschaft stark diskutiert. Dehnbefürworter treffen auf Dehnskeptiker. Die bislang propagierten, nahezu allumfassend positiven Wirkungen des Dehnens und Stretchings sind ins Wanken geraten. Die einzelnen Pro- und Contra-Argumente können an dieser Stelle nicht aufgearbeitet und kommentiert werden. Vielmehr soll im Folgenden das Dehnen als eine Möglichkeit der Körperwahrnehmung, der innenorientierten Auseinandersetzung mit Spannung und als Möglichkeit der Entspannung vorgestellt werden.

Dafür einige wichtige Anmerkungen zur Praxis:
- Das Dehnen soll/kann den angenehmen Anfang (nach der Erwärmungsphase) oder den Abschluss einer Kursstunde darstellen.
- Dabei ist auf eine entspannte, ruhige, evtl. nach innen gerichtete Atmosphäre zu achten (Raum, Wärme, Licht, Musik).
- Die Teilnehmer sollen bestimmte Muskeln/Muskelbereiche erspüren.

Ausführungshinweise:
- *Dehnposition so wählen, dass ein angenehmer Dehnreiz verspürt wird*
- *Während der Dehnung bitte ruhig und tief weiteratmen*
- *Augen schließen (wenn gewünscht)*
- *Dehnposition ca. 3–5 Atemzüge halten*
- *Zeit zum Wahrnehmen der Dehnung und Entspannung lassen*
- *Alle Übungen müssen schmerzfrei durchgeführt werden!*

Dehnungen des Schulter/Halsbereiches
Bei Dehnungen des Halsbereiches bitte den Brustkorb immer angehoben lassen!

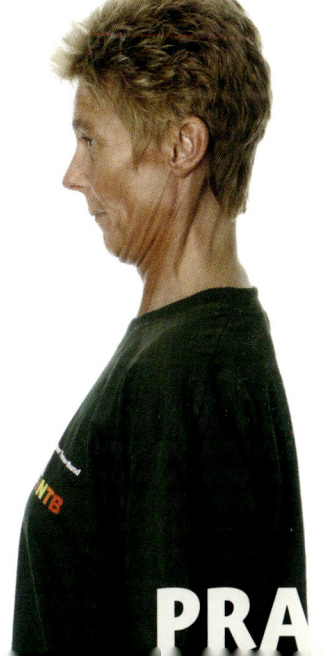

Abb.: Grundposition Dehnen

Dehnung

a) Oberer Teil des Trapezmuskels (m. trapezius pars descendens)

- Ausganghaltung Stand/Sitz mit gehobenem Brustkorb und gestrecktem Nacken („Kinn leicht nach oben einziehen")
- Dehnung rechts:
  - Seitneigung des Kopfes („mit dem linken Ohr zur linken Schulter"; „Schultern bleiben unten")
  - Jetzt leichte Beugung mit rechter Kopfdrehung („mit Stirn leicht nach vorne und der Nase Richtung rechter Schulter)
  - Zur Intensitätssteigerung rechten Arm/rechte Schulter nach unten drücken.

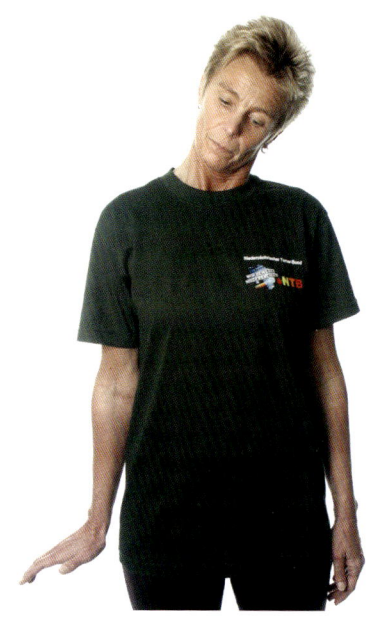

Abb.: Dehnung Trapezmuskel

Anmerkung:
Eine der wichtigsten Dehnübungen für den Nacken!
Durch leichte Veränderung der Kopfstellung können besondere Spannungssituationen erspürt werden.
Darüber hinaus ist der Übergang zur Dehnung anderer Muskelgruppen fließend.

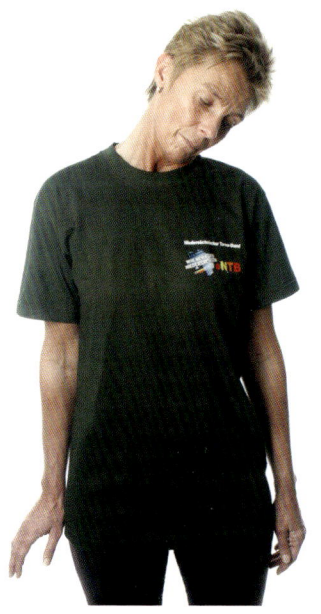

b) Schulterblattheber (m. levator scapulae)

- Ausganghaltung Stand/Sitz mit gehobenem Brustkorb und gestrecktem Nacken („Kinn leicht nach oben einziehen")
- Dehnung rechts:
  - Seitneigung des Kopfes („mit dem linken Ohr zur linken Schulter"; „Schulter bleiben unten")
  - Jetzt Rotation des Kopfes nach links mit leichter Beugung „mit der Nase zum linken Fuß wandern"
  - Zur Intensitätssteigerung rechte Schulter/rechten Arm nach unten drücken

Abb.: Dehnung Schulterblattheber

c) Kopfwendemuskel (m. sternocleidomastoideus)

- Ausganghaltung Stand/Sitz mit gehobenem Brustkorb und gestrecktem Nacken („Kinn leicht nach oben einziehen")
- Dehnung rechts:
  - Drehung des Kopfes nach rechts („zur rechten Schulter schauen")
  - Jetzt leichte Seitneigung nach links („mit dem linken Ohr Richtung linker Schulter ziehen und zur rechten Schulter schauen").
  - Zur Intensitätssteigerung rechten Arm/rechte Schulter nach unten drücken.

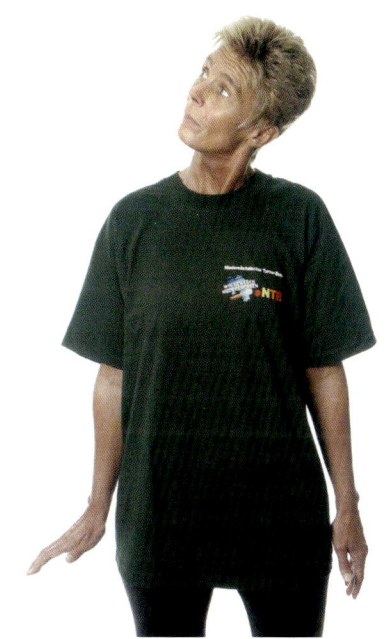

Abb.: Dehnung Kopfwendemuskel

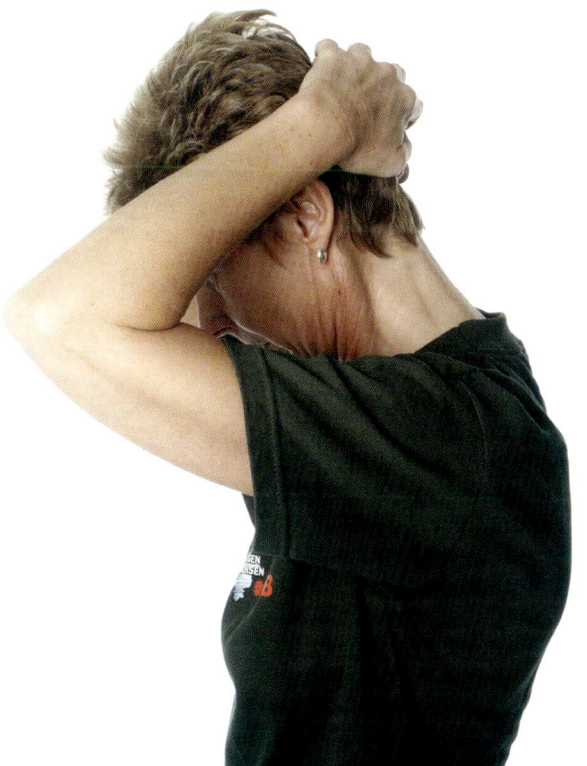

d) Kurze Nackenmuskeln, Rückenstreckmuskulatur der HWS

- Ausganghaltung Stand/Sitz mit gehobenem Brustkorb und gestrecktem Nacken („Kinn leicht nach oben einziehen")
- Dehnung: Arme werden hinter dem Kopf verschränkt. Kopf wird langsam nach vorn gebeugt. Das Kinn wandert Richtung Kehlkopf.
- Das Gewicht der Arme verstärkt die Dehnung. Nicht aktiv ziehen!

Abb.: Dehnung kurze Nackenmuskeln (1)

Dehnung

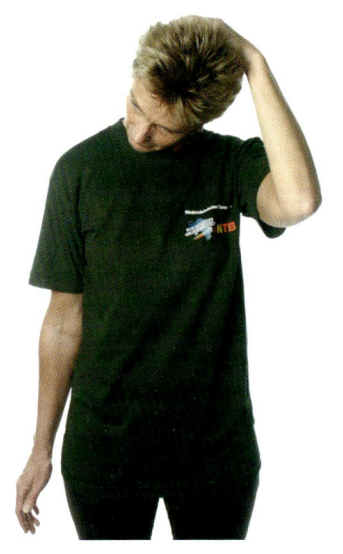

e) Kurze Nackenmuskeln, Rückenstreckmukuslatur der HWS (mm. rectus capitis posterior, mm. obliquus capitis, erector spinae cervicalis, m. levator scapulae)

- Ausgangshaltung Stand/Sitz mit gehobenem Brustkorb und gestrecktem Nacken („Kinn leicht nach oben einziehen")
- Dehnung rechts: Kopf beugen und zur rechten Schulter schauen. Die linke Hand auf das Hinterhaupt legen. Das Gewicht des Armes drückt den Kopf leicht nach unten. Nicht aktiv ziehen!
- Zur Intensitätssteigerung rechten Arm/rechte Schulter nach unten/hinten drücken.

Abb.: Dehnung kurze Nackenmuskeln (2)

f) Großer Brustmuskel (m. pectoralis major)

- Ausgangshaltung Schrittstellung („Kinn leicht nach oben einziehen")
- Dehnung links: linkes Bein steht vorne, Unterarm/Hand wird gegen ein Widerlager gesetzt; Lendenwirbelsäule fixieren
- Verstärkung: Rotation der BWS nach rechts

Bei der Übung sollen die Armhöhe und die Streckung, bzw. leichte Beugung im Ellenbogengelenk variiert werden. Dadurch werden unterschiedliche Anteile des Brustmuskels angesprochen. Bei gestreckten Ellenbogen und überstreckten Handgelenken dehnt man den Armbeuger (m. biceps brachii).

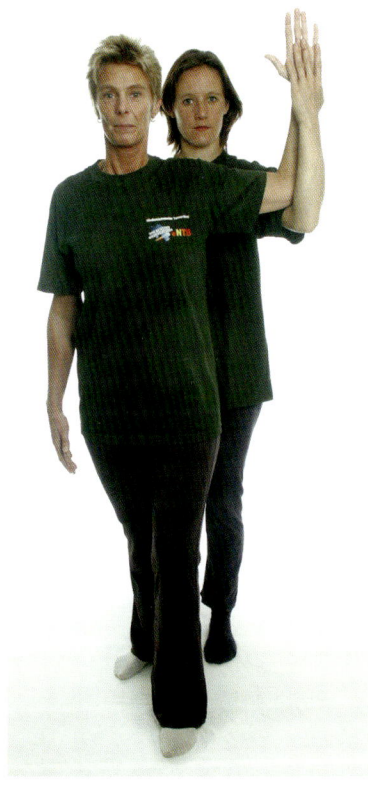

Abb.: Dehnung des großen Brustmuskels

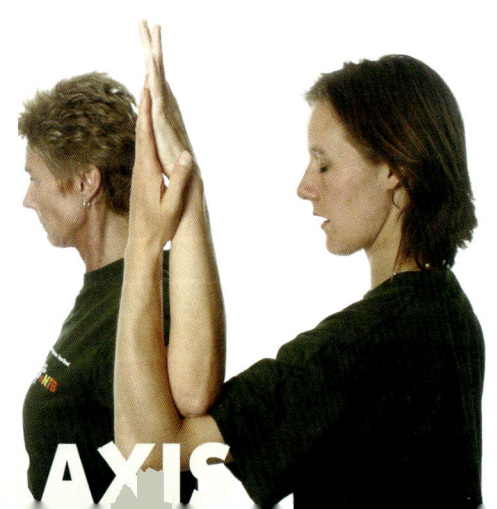

Dehnung

Variation:
- Ausgangsstellung: Rückenlage mit gehobenem Brustkorb und gestrecktem Nacken. Beine aufgestellt.
- Dehnung rechts: Rechter Arm wird über der Schulterhöhe abgelegt. Die Beine werden gebeugt nach links abgelegt.
- Das linke Schulterblatt soll nach Möglichkeit am Boden liegen bleiben (gleichzeitig findet eine Mobilisation der BWS statt).

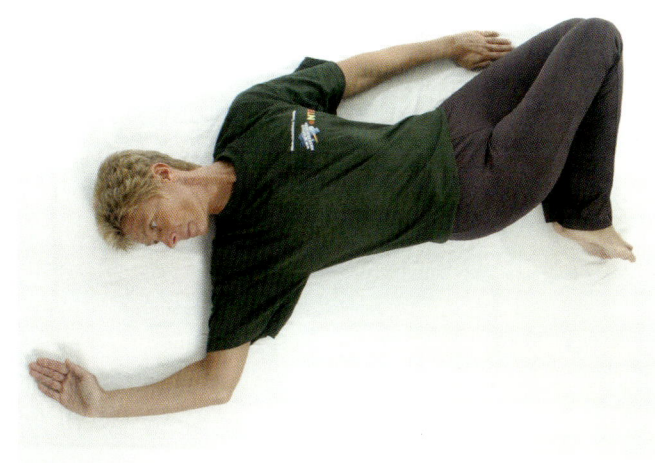

Abb.: Drehdehnlage

g) Trapezmuskel waagerechter Anteil, Rautenmuskel (m. rhomboideus, m. trapezius pars transversa)

- Ausgangshaltung Stand/Rückenlage mit gehobenem Brustkorb und gestrecktem Nacken („Kinn leicht nach oben einziehen")
- Dehnung links: Linken Oberarm etwas unter Schulterhöhe zum Körper ziehen. Rechter Arm zieht den linken Ellenbogen leicht zum Körper. Das linke Schulterblatt wird bewusst gesenkt. Tiefes Atmen in die Brust, bzw. in den Rücken
- Durch Zug des rechten Armes und leichtes Vorbringen der rechten Hüfte sowie der Endbeugung des linken Ellenbogens verstärkt man die Dehnung noch.

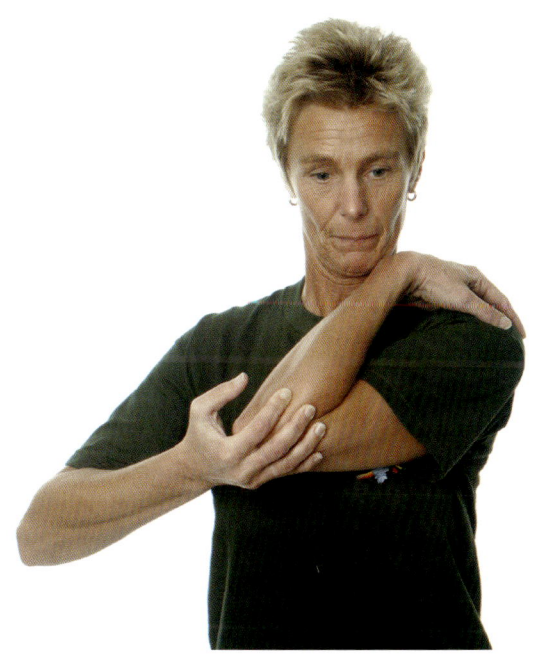

Abb.: Dehnung Trapezmuskel, Rautenmuskel einseitig

Dehnung

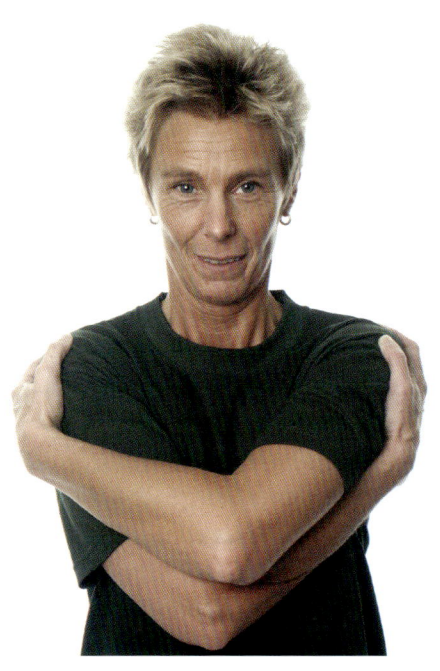

Variation: „Sich umarmen"
- Ausgangshaltung Stand/Rückenlage mit gehobenem Brustkorb und gestrecktem Nacken („Kinn leicht nach oben einziehen")
- Sich mit beiden Händen umarmen, mit den Fingerspitzen versuchen die Schulterblätter zu ertasten. Jetzt die Ellenbogen nach vorne ziehen und tief in Brust und Rücken einatmen. Schultern dabei bewusst nach unten ziehen.
- Evtl. in den weiten Rücken atmen

Abb.: Dehnung Trapezmuskel, Rautenmuskel beidseitig

4.5 Mobilisation

Die Mobilisation der Wirbel- und Kopfgelenke ist für uns ein elementarer Bestandteil des Übungsrepertoires. Zum einen soll die Mobilisation die Körperwahrnehmung und Körperhaltung fördern, da die Kopfbeweglichkeit in ihrem gelenkigen Bewegungsausmaß und auch „ideale Haltungspositionen" erspürt werden. Zum anderen fördert die Mobilisation die Gelenkigkeit und den Stoffwechsel der Gelenke.

Die Mobilisation soll in einem angenehmen möglichst unangestrengten Bewegungsbereich stattfinden. Schmerz oder auch Schwindelgefühl etc. sind klare Anzeichen für einen Abbruch, bzw. eine Begrenzung des Bewegungsbereiches.

„Die Nase schreibt" oder „Der Bleistift im Mund schreibt"
Der Nacken bzw. die HWS ist bei dieser Übung wieder gestreckt (Faden am Hinterkopf) eingestellt. Entweder „schreibt" die Nase oder es werden mit einem Stift im Mund:
- senkrechte, waagerechte oder diagonale Linien,
- Kreise mit und gegen den Uhrzeigersinn,
- Achterkreise,
- Namen geschrieben oder
- Gegenstände gemalt.

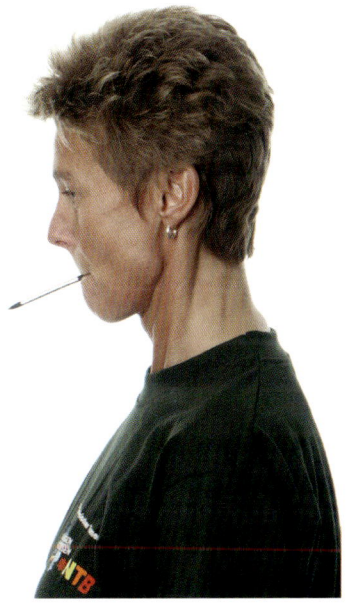

Während des Schreibens liegt die Aufmerksamkeit im Bereich des oberen Nackens. Es sollte auf Leichtigkeit und Flüssigkeit in der Bewegung geachtet werden.

Eine interessante Variation der Übung, bei der verstärkt mit Imagination gearbeitet und die Kopfhaltung zentriert wird, ist das „Bleistift wachsen".

„Bleistift wachsen"
„Stell Dir vor, Dir wächst gleichzeitig aus Nase und Hinterkopf ein Bleistift/Farbstift. Versuche, mit beiden Stiften gleichzeitig eine umgefallene Acht (Namen, …) zu malen."
Die Bleistifte können auch aus beiden Ohren, etc. wachsen.

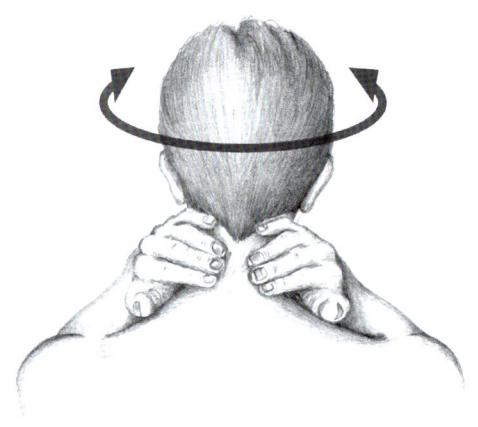

Nackenmobilisation nach Dorn

Die HWS ist bei dieser Übung wieder leicht gestreckt. Mit den Fingern beider Hände wird die Halswirbelsäule gleichmäßig und langsam abgetastet. Dabei werden angenehme, leichte und kurze „Nein"-Bewegungen durchgeführt. Wenn dabei Unregelmäßigkeiten entdeckt werden, soll einfach mit den Fingern an der Stelle verweilt werden. Den Kopf weiterbewegen, die Region bewusst ertasten und ggfs. leichten Druck mit den Fingern ausüben. Die Übung insgesamt nur so lange ausüben, wie sie angenehm empfunden wird.

Kombinierte Augen- und Kopfbewegungen (nach Feldenkrais)

Der Sinn der Kombination von Kopf- und Augenbewegungen liegt in der natürlichen Verschaltung dieser beiden motorischen Areale auf unserer Großhirnrinde. Konkret bedeutet dies, dass jede Augenbewegung auch eine Ansteuerung der kurzen Nackenmuskeln veranlasst. Diese Übung nutzt die bewusste Bewegung der Augen, um die kurzen Nackenmuskeln zu aktivieren und neue koordinative Bewegungsmuster zu erzeugen.

1. „Lege dich entspannt mit gebeugten Knien auf eine Matte. Registriere die Auflagepunkte des Körpers und der Wirbelsäule. Nehme wahr, in welchem Bereich der Kopf die Matte berührt. Drehe den Kopf nun sehr langsam nach links, so weit wie dieses ohne Anstrengung gelingt. Registriere die Endposition. Drehe den Kopf danach zur rechten Seite. Vergleiche beide Endpositionen miteinander. Während du dieses mehrmals sehr langsam und bewusst wiederholst, nimm während der Bewegung wahr, welche Bereiche des Kopfes die Matte berühren. Sind diese Bewegungen gleichmäßig oder lassen sie sich noch leichter und flüssiger durchführen?"

2. „Bewege allein deine Augen eine Weile nach links und nach rechts. Gelingt dieses mit geschlossenen Augen besser als mit offenen Augen? Versuche zu registrieren, was in den oberen kurzen Nackenmuskeln passiert."

3. „Nach einer Weile des Übens kombinierst du beide Übungen miteinander. Bewege den Kopf nach links und später nach rechts und lasse die Augen mitwandern. Du kannst dieses mit offenen und geschlossenen Augen ausprobieren. Versuche zu vergleichen, ob das Bewegungsausmaß der Kopfbewegung zur Seite sich verändert hat."

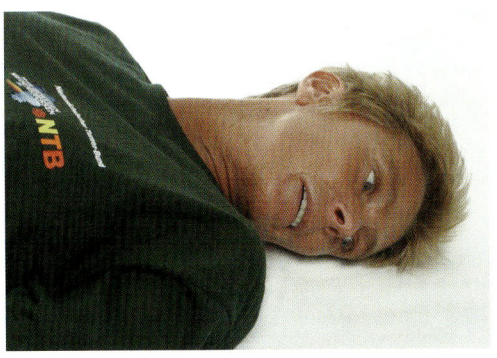 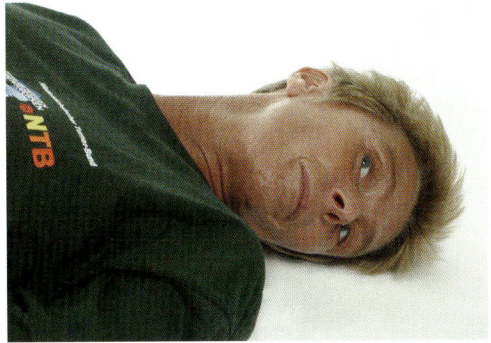

Erschwerend ist die Bewegung des Kopfes zur einen Seite und die der Augen zur anderen. Bitte genügend Zeit nehmen und Pausen einplanen. Die Bewegungen sollen mit einer besonderen Leichtigkeit ausgeführt werden.

Varianten:
- Augenbewegungen nach oben/unten
- Kreis- oder Achterbewegungen mit den Augen und mit dem Kopf

Mobilisation in Anlehnung an McKenzie:
McKenzie hat ein Selbstbehandlungskonzept entwickelt, welches allein aus der grundsätzlichen Haltungskorrektur und zum großen Teil auf den folgenden Übungen beruht. Er sieht die Hauptproblematik für Nackenschmerzen in der Verletzung von Muskeln und insbesondere Weichteilen (Kapseln, Bändern, ...) durch haltungsbedingte Überbelastungen. Die Übungen sind eine einfache und sinnreiche Ergänzung des Übungsrepertoires und können gut in eine regelmäßige Übungsabfolge eingebaut werden.

Die Übungen sollten in einem angenehmen, evtl. leicht anstrengenden Bewegungsbereich und vor allen Dingen natürlich schmerzfrei durchgeführt werden.

1. Übung: Zurückziehen des Körpers (Retraktion)

Bewusste Rückführung mit Streckung des Kopfes.

Diese Übung kann im Sitzen, Stehen und Liegen durchgeführt werden.

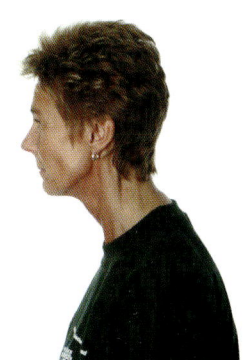 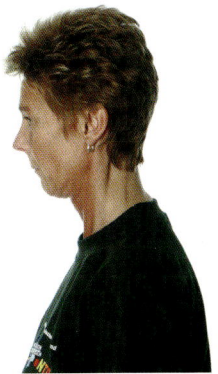 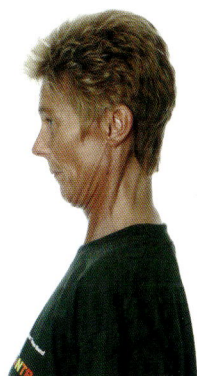

Mobilisation

2. Übung: Nach Hintenbeugen des Nackens (Extension)

Ausgangsposition Retraktion

Kopf und Nacken rückwärts beugen, ohne das Kinn nach vorne gleiten zu lassen.

Diese Übung kann im Sitzen, Stehen und Liegen durchgeführt werden.

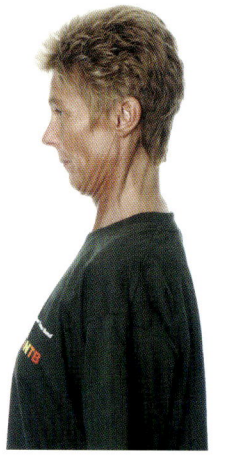
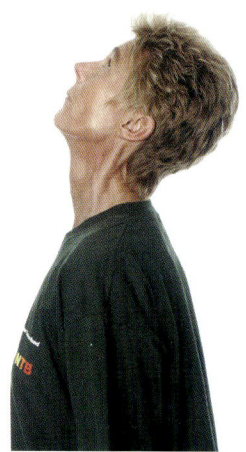

3. Übung: Seitneigung des Kopfes

Ausgangsposition Retraktion

Das Ohr wird Richtung Schulter geführt.

Diese Übung kann im Sitzen und Stehen durchgeführt werden.

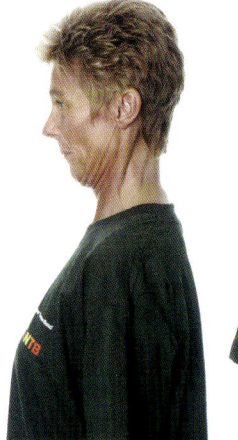
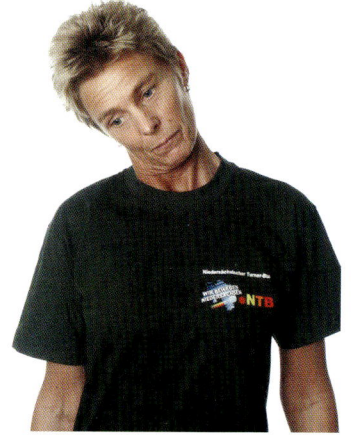

4. Übung: Rotation des Nackens

Ausgangsposition Retraktion

Kopf drehen (zu beiden Seiten)

Diese Übung kann im Sitzen, Stehen und Liegen durchgeführt werden.

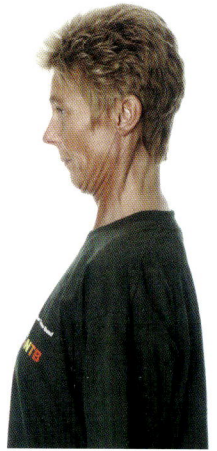
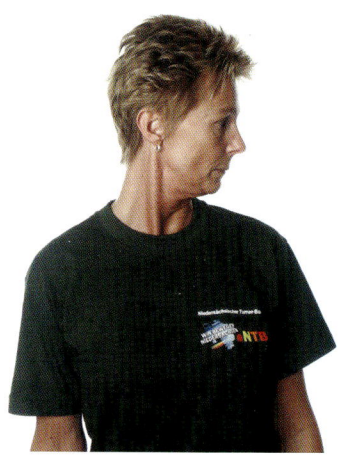

5. Übung: Beugung des Kopfes (Flexion)

Ausgangspunkt Retraktion

Blick nach vorne, langsam entspannen

Kinn nähert sich maximal dem Brustkorb

Ggf. den Kopf mit dem Gewicht der Arme etwas weiter in die Beugung bringen (Nicht aktiv ziehen!).

Diese Übung kann im Sitzen und Stehen durchgeführt werden.

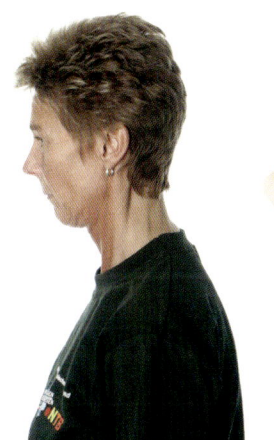
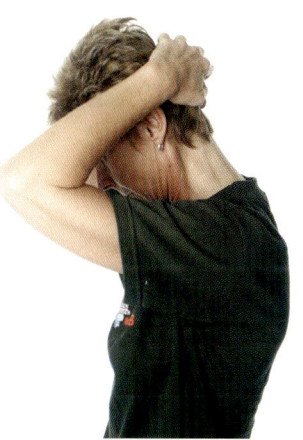

4.6 Kräftigung

Kräftigung spielt in unserer Nackenschule auf den ersten Blick sicherlich eine leicht untergeordnete Rolle. Trotzdem sind Kräftigungsübungen natürlich auch in unserem Konzept wichtig. Allerdings hat die korrekte Haltungs- und Übungsausführung und damit die Koordination der Bewegungsaufgabe absoluten Vorrang vor Kraftintensitäten. Die Übungen sind entweder statisch oder sie werden in ruhigen harmonischen Bewegungen durchgeführt. Der ruhige Atemfluss ist ein wichtiges Kriterium für die Einschätzung der Belastung.

Grundsätzlich sind viele Übungen aus der allgemeinen Wirbelsäulengymnastik auch sehr gut innerhalb der Nackenschule zu nutzen. Die Besonderheit liegt in der Ausführungsqualität und der besonderen Fokussierung der Wahrnehmung auf die Nacken/Schulter-Partie.

Aus dem bislang Dargelegten ergeben sich als methodische Aspekte:

1. Die unteren Körperpartien stellen das Fundament für eine lotrechte Haltung dar. Somit ist eine „aufsteigende Kräftigung" das Grundprinzip einer ganzheitlichen Wirbelsäulen- und Nackengymnastik. D. h., es sollen in folgender Reihenfolge gekräftigt werden:
   - Fuß- und Unterschenkelmuskulatur
   - Oberschenkelmuskulatur, insbesondere der vorderen Oberschenkelmuskulatur (m. quadriceps femoris)
   - Abduktoren und Hüftstrecker (m. gluteus max./med./mini)
   - Bauchmuskulatur und untere Rückenmuskulatur
   - Muskulatur der Brustwirbelsäule und hier besonders der Zwischenschulterblattmuskulatur (m. interscapulare: m. trapezius, m. rhomboideus)

   Die Halswirbelsäule richtet sich dann darüber aus und entspannt sich mit der lotrechten Haltung immer mehr.

2. Da der Schulternackenbereich oft überanstrengt und verkrampft sowie der Schultergürtel oft angehoben und verspannt ist, sollte mit abwärtsgerichteten Bewegungen und Übungen unterhalb des Schultergürtels begonnen werden. Hierbei wird die schultersenkende Muskulatur aktiviert und gekräftigt (m. latissimus dorsi; m. pectoralis major).

3. Folgende Muskelgruppen sollten hauptsächlich gekräftigt werden:
   Die Rückenstrecker, die Bauchmuskulatur, die schulterblattsenkende Muskulatur, die Schulterblattmuskulatur, die kopfsenkende/nackenstreckende Muskulatur, die armhebende Muskulatur.

Bitte in der Anfangsphase ein Training der hinteren und seitlichen Nackenmuskulatur (z. B. durch Spannungsübungen) und der schultergürtelhebenden Muskulatur vermeiden.

Kräftigung

Nachfolgenden Übungen spiegeln nur einen kleinen Teil des möglichen Übungsrepertoires wieder. Alleine die Variationen dieser Übungen bieten allerdings nahezu unbegrenzte Möglichkeiten.

Anspann- und Stemmübungen im Stand

Die Anspannungsübungen sind grundsätzlich sehr leicht zu erlernen und auch für Anfänger zu nutzen. Wichtig ist, dass die Spannung langsam aufgebaut und ruhig, zuerst mit wenig Spannung geübt wird. Auch bei höherer Intensität muss weiteratmen möglich sein! Übungen 3–5 mal wiederholen (Pause 10–20 sec). Der Spannungs- oder Entspannungszustand soll bewusst wahrgenommen werden.

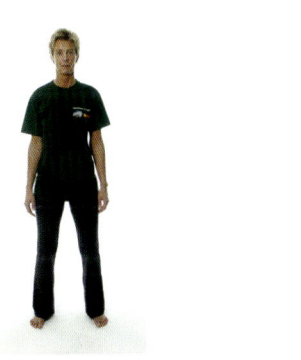

- Ausgangsstellung für die weiteren Übungen

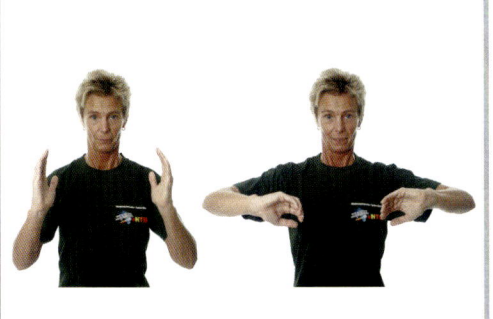

„Schiebetür öffnen"
- Arme ohne Kraft und ohne Nackenanspannung anheben. Hände auf Schulterhöhe. Ellenbogen zeigen nach unten.
- Hände und Arme werden ohne Kraft zusammengeführt (wie ein Fahrstuhl, der sich schließt)
- Nun soll mit Kraft die Fahrstuhltür gegen den Widerstand geöffnet werden. Dabei werden die Schulterblätter zusammengeführt.
- Bei der Belastung ausatmen.

Kräftigung

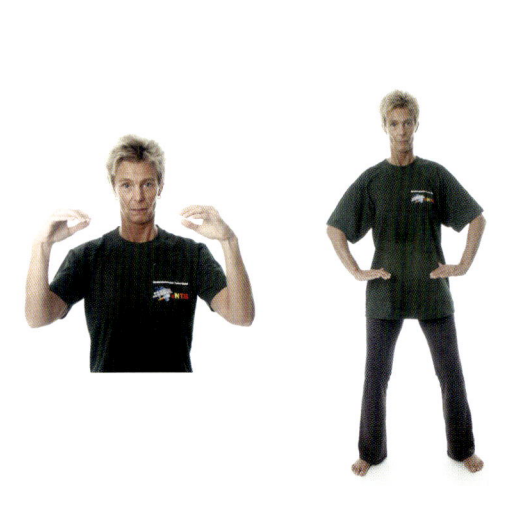

„Ballon herunterdrücken"
- Arme wandern ohne Kraft nach oben, als wenn ein großer heliumgefüllter Luftballon unter den Handflächen fliegt
- Gegen den Widerstand des Ballons werden die Arme mit Kraft bis zu den Oberschenkeln nach unten gedrückt.
- Anderes Bild: es soll versucht werden, sich im Schwimmbad vom Schwimmbeckenrand hochzudrücken
- Bei der Belastung ausatmen.

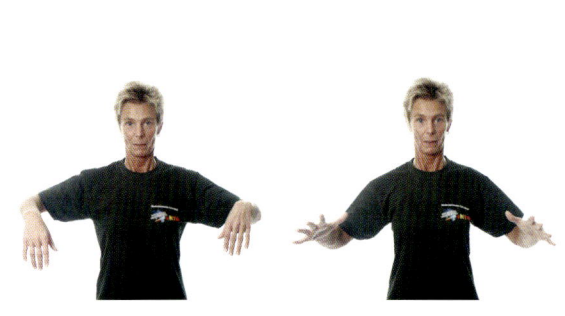

„Ballon zerquetschen"
- Oberarme liegen am Körper; Ellenbogen sind 90° nach vorne gebeugt
- Ein Luftballon wird unter dem Oberarm nahe der Schulterachsel aufgepumpt, so dass der Oberarm langsam ganz ohne Kraft seitlich nach oben geführt wird.
- Oberarm wird nun mit Kraft langsam wieder zum Körper gedrückt. Die Luft entweicht aus dem Ballon, bis schließlich der Oberarm wieder am Körper anliegt.
- Bei der Belastung ausatmen.

Kräftigung

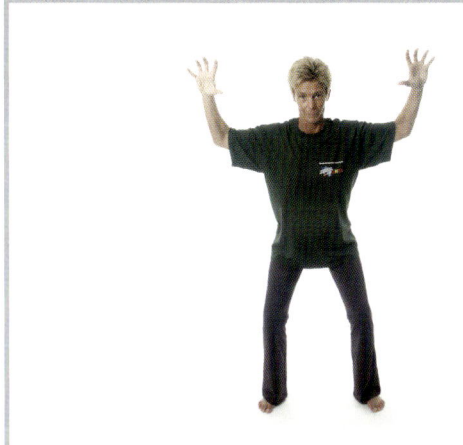

"Grizzly"
- bewusster Stand
- Arme in U-Haltung; Unterarme deckenwärts
- "Krallen" zeigen nach vorne
- bewusste Körperspannung, insbesondere der gesamten Zwischenschulterblattmuskulatur

Variationen:
- Die Übungen sind grundsätzlich für jede Bewegung und Muskelanspannung möglich
- Hände vor der Brust gegeneinander drücken
- "verhakte Finger" auseinanderziehen
- betonte Anspannung einzelner Muskelbereiche
- etc.

Kräftigung

Anspann- und Stemmübungen im Liegen

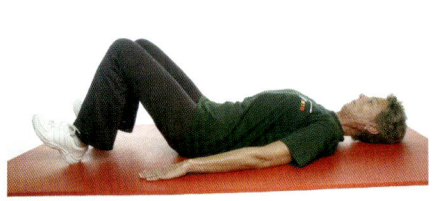

- Bauchmuskulatur anspannen
- Lendenwirbelsäule in den Boden drücken
- Ferse in den Boden drücken
- Kinn Richtung Brust ziehen
- Kopf am Boden lang ziehen (nicht abheben!)
- Spannung 2 (3) Atemzüge halten

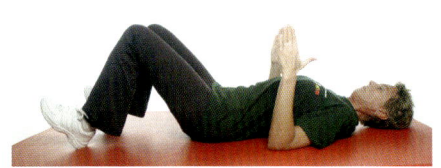

- Ausgangssituation wie oben
- mit dem Fersendruck auch Ellenbogen in den Boden drücken
- Schulterblätter leicht zusammen führen
- Spannung 2 (3) Atemzüge halten

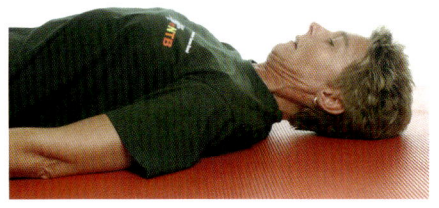

- Ausgangssituation wie oben
- Blickrichtung fusswärts
- Anweisung „ein Gramm vom Kopf vom Boden lösen"
- Übung vorsichtig dosieren!!!
- Spannung 2 (3) Atemzüge halten

Variationen:
- jeweils nur eine Ferse/Ellenbogen drückt in den Boden
- Druck im Wechsel
- betonte Anspannung einzelner Muskelbereiche
- eine/mehrere Extremitäten leicht abheben etc.

Kräftigung

Partnerübungen

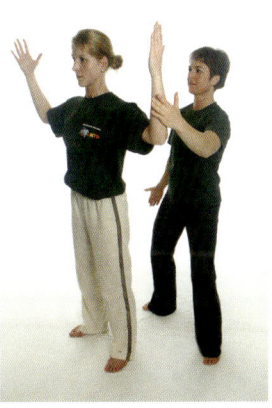

„Die Statue"
- Partner B baut mit den Händen an den unterschiedlichen Körperteilen von Partner A Druck auf. Um nicht das Gleichgewicht zu verlieren, soll Partner A bewusst die jeweils notwendige Muskulatur anspannen.
- Partner B baut dann schneller und stärker den Druck auf und wechselt schnell die Körperbereiche.

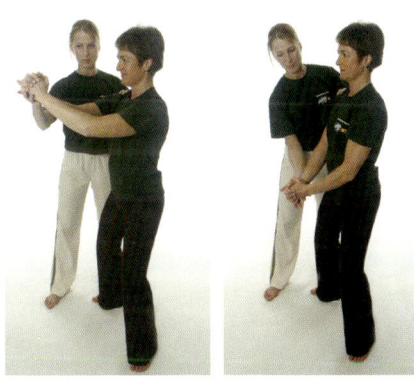

„Holzhacken in Zeitlupe"
- Partner A soll gegen den Widerstand von Partner B die beiden Arme nach unten führen, ohne das er sein Körpergewicht nach vorne verlagert (bewusstes Stehen). Partner B darf zwischendurch den Widerstand aufgeben.

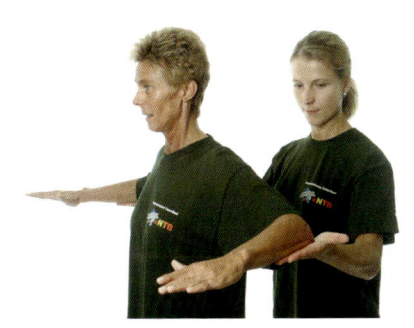

- Arme von Partner A sind seitlich vom Körper gestreckt (Schulterhöhe). Nun soll Partner A beide Arme gleichzeitig gegen den Widerstand von Partner B zum Körper ziehen.
- Variation: Widerstand nur auf einer Seite.

Kräftigung

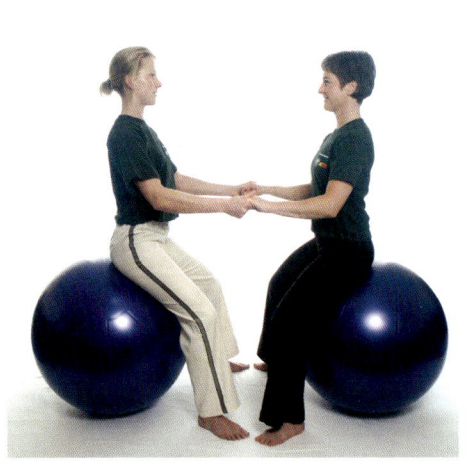

„Zug- und Druckspiel"
- Partner sitzen sich gegenüber.
- Partner geben sich die Hände und ziehen sich zueinander. Es entsteht Spannung in den Beinen, dem Rücken und der Schulterblattmuskulatur.

- Variationen:
- Handrücken/Handfläche berühren sich: einer drückt nach außen, einer nach innen.
- Beide stehen auf, sodass sie gerade noch den Ball mit dem Gesäß festhalten (Beine belasten, Rücken und Nacken)

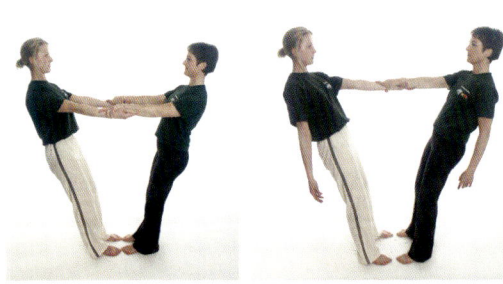

„Die Waage"
- Partner stehen sich gegenüber, die Fußspitzen berühren sich fast, Handfassung Unterarm an Unterarm
- Das Gewicht wird nach hinten gegeben und es wird ein Gleichgewicht erzeugt, die Arme gestreckt und der Schultergürtel entspannt.

- Variation:
- in die Hocke gehen und wieder Aufstehen
- Rücken strecken/Schulterblätter an die Wirbelsäule, dann Schulterblätter weg

Kräftigung

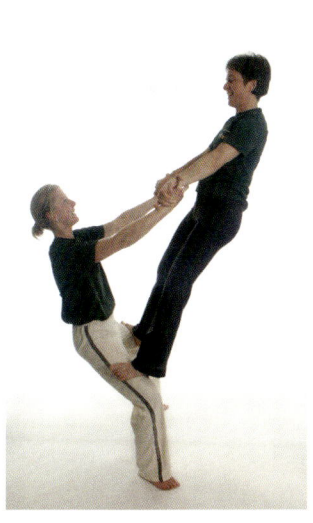

„Nackenakrobatik"
Für Fortgeschrittene (ausführliche Übungsanweisungen u. a. bei BLUME, 126):
- Voraussetzung sind eine gute Standstabilität und Belastbarkeit in Beinen, Armen und Schultergürtel sowie eine gewisse koordinative Gewandtheit.
- Handfassung Unterarm an Unterarm, ein Partner steigt (evtl. mit Hilfe Dritter) auf die Oberschenkel seines Partners
- bewusst langsames Aufbauen der Figur. Hilfreich ist es dabei wenn der Partner zuerst aufrecht sitzt. Dabei bitte die Arme strecken.
- der Schultergürtel kann sich dann entspannen!

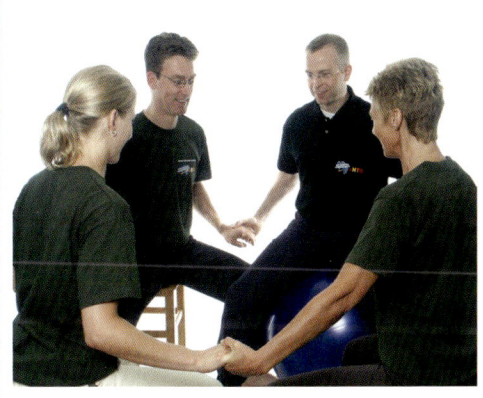

„Stille Post"
Gruppenübung:
- Die Gruppe sitzt im Kreis und fasst sich an den Händen, alle ziehen den Partner leicht zu sich hin (Schultern tief!).
- Stille Post: ein Teilnehmer gibt einen Händedruck-Signal an den Nachbarn ab (z. B. kurz, kurz, lang), dieser gibt diese weiter. Kommt die Originalnachricht wieder zurück?

Variation:
- Handrücken an Handfläche (Daumen oben!)
- halb aufgestanden, Gesäß hält den Pezziball fest
- Hände in Schulterhöhe (U-Halte)

Variationen:
- auf labilen/instabilen Untergrund
- mit geschlossenen Augen
- im Sitzen
- etc.

Kräftigung

Kräftigungsübungen für die Oberkörperrückseite

Bei diesen Übungen ist die gesamte Körperrückseite beansprucht. Die hintere Nackenmuskulatur ist hoch belastet, da sie den Kopf gegen die Schwerkraft halten muss (Gefahr der Überbelastung). Die Belastung ist bei den Übungen im Stand/Sitz/Bauchlage Pezziball geringer (Hebelsituation!). Dafür erfordert insbesondere die Standübung ein höheres Maß an Eigenkontrolle der Körperhaltung.

Wichtig ist, dass die Spannung langsam aufgebaut und ruhig, zuerst mit wenig Spannung geübt wird. Auch bei höherer Intensität muss weiteratmen möglich sein! Übungen 3–5 mal wiederholen (Pause 10–20 sec). Der Spannungs- oder Entspannungszustand soll bewusst wahrgenommen werden.

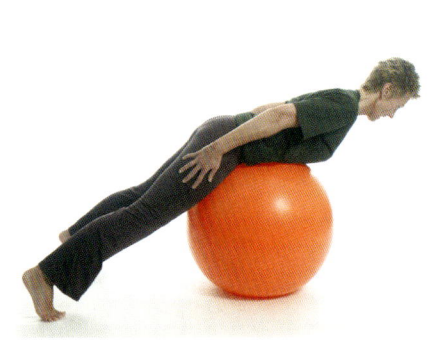

„Skiflieger auf dem Pezziball"
- Hände an die Hosennaht
- Pospannung, Bauchspannung
- Schulterblätter leicht zusammenziehen
- Spannung 2–5 Atemzüge halten

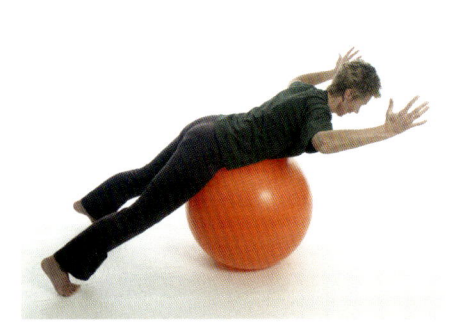

„Skiflieger mit U-Halte"
- Hände in U-Halte
- Pospannung, Bauchspannung
- Schulterblätter leicht zusammenziehen
- Spannung 2–5 Atemzüge halten

Variation:
- Änderung der Armstellung
- Armbewegungen (Schwimmen)
- betonte Anspannung einzelner Muskelpartien

Kräftigung

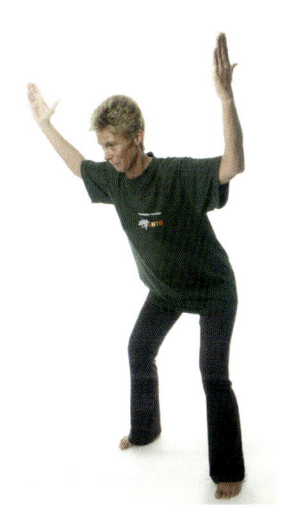

„Oberkörpervorlage mit U-Halte"
- Füße ca. schulterbreit auseinander
- Zehen zeigen leicht nach außen
- Knie sind nicht durchgedrückt
- Po ist leicht nach hinten gestreckt
- Pospannung, Bauchspannung, Schulterblätter leicht zusammenziehen
- Oberkörper wandert im Block leicht nach vorne – Hüftbeugung – Kniebeugung
- Schulterblätter fixieren
- Arme außenrotiert seitlich nach oben strecken
- Handrücken zeigt nach außen/unten
- Spannung 2–5 Atemzüge halten

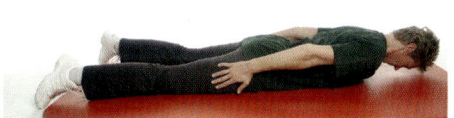

„Skiflieger"
- Pospannung, Bauchspannung
- Hände an die Hosennaht, dann Daumen nach außen drehen
- Schulterblätter ziehen leicht zusammen
- Schultern und Kopf werden leicht vom Boden abgehoben
- Kopf ggf. auf Handtuch/Matte ablegen
- Spannung 2–5 Atemzüge halten

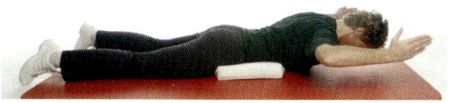

- wie oben
- Arme dabei in U-Halte
- Spannung 2–5 Atemzüge halten

Kräftigung

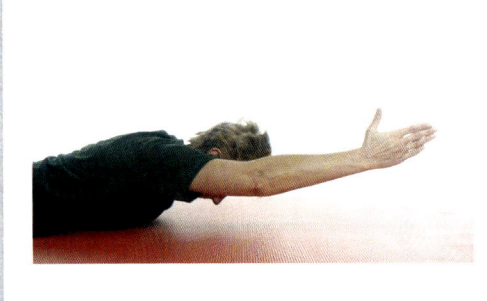

- wie oben
- Arme wandern gestreckt über den Kopf hinaus
- Schulterblätter dabei weiter nach „hinten unten" bzw. „zu den Hacken ziehen"
- Kopf ggf. auf Handtuch/Matte betten
- Spannung 2–5 Atemzüge halten

Funktional-dynamische Übungen gegen einen Widerstand

Grundlage dieser Übungen ist eine kontrollierte, stabile und rückengerechte Ausgangsposition. Der Übende sollte in der Lage sein, diese Grundkörperhaltung auch über die gesamte Übungsdauer einzuhalten, bzw. ggf. eigenständig zu korrigieren. Dies ist im Sitz deutlich leichter als im Stand. Je instabiler die Unterlage (Wippe, Pezziball, Aerostep, etc.), desto intensiver muss der Übende seine Haltung erarbeiten. Das Schließen der Augen erhöht die Körperwahrnehmungs- und Körperhaltungskomponente der jeweiligen Übung.

Die Übungen beginnen mit dem Zug nach unten (schultersenkende Muskulatur). Je höher die Zugrichtung, desto schwerer die Übung. Der Zug auf ungefähr Schulterhöhe kräftigt verstärkt die Zwischenschulterblattmuskulatur. Züge nach oben (Überschulterhöhe) beinhalten automatisch auch die Drehung der Schulterblätter und das Anspannen der dazugehörigen Muskulatur. Dies sollte erst dann trainiert werden, wenn der Übende sein „Anspannungsmuster" wahrnehmen kann und das bewusste Anspannen dieser Muskulatur erst ab ca. 90° (Schulterhöhe) statt findet.

> Die korrekte Bewegung mit der korrekten Muskelanspannung steht im absoluten Vordergrund. Ruhig und zuerst mit wenig Spannung üben. Auch bei höherer Intensität muss das „Weiteratmen" möglich sein! Übungen 15–20 mal wiederholen (ca. drei Sätze; Pause 60–90 sec). Der Spannungs- oder Entspannungszustand soll bewusst wahrgenommen werden. Bevor die Intensität durch die Erhöhung des Widerstandes erhöht wird, sollten die koordinativen Anforderungen (Sitz auf dem Pezziball, Stand, Stand auf einer Wippe, geschlossene Augen, etc.) erhöht werden.

Kräftigung der schultersenkenden Muskulatur und der Zwischen-Schulterblatt-Muskulatur

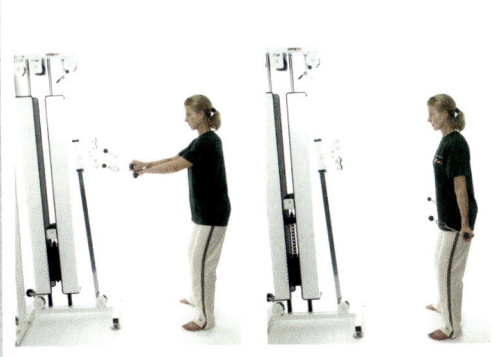

Armsenken vorlings von Schulterhöhe
- Handrücken in Ausgangsposition oben
- Zug nach unten neben den Körper
- Schulterblätter bleiben angenähert
- Aufrichtung der Brustwirbelsäule bleibt erhalten
- Arme in Endstellung außenrotiert (Daumen nach außen)

Variation:
- Armsenken vorlings von über Schulterhöhe

Variationsmöglichkeiten bei dieser Art von Übungen:

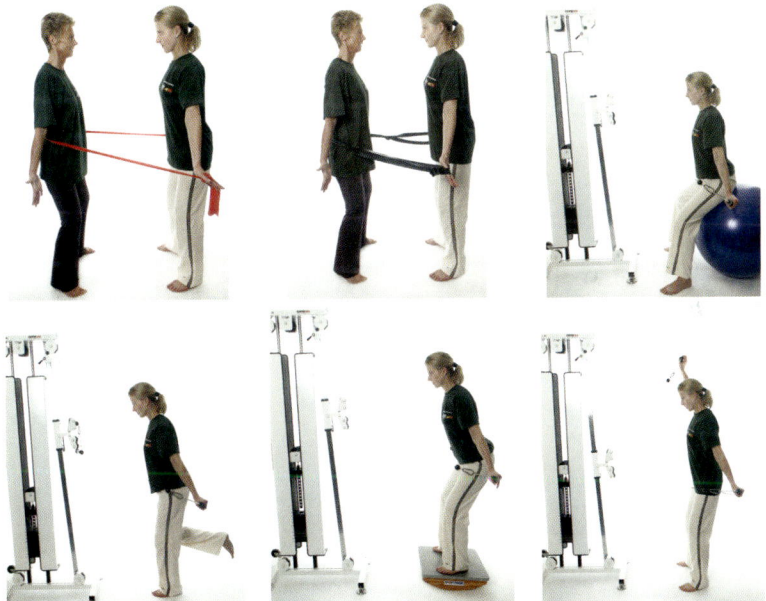

Die Variationsmöglichkeiten dieser und aller folgenden Übungen sind vielfältig und nahezu unbegrenzt. Die gleichen Übungen können mit etwas Kreativität nahezu identisch mit Therabändern, Tubes, Fahrradschläuchen und alten Seidenstrümpfen durchgeführt werden.

Methodische Variationsmöglichkeiten:
- im Stand/im Sitz
- instabiler, labiler Untergrund
- geschlossene Augen
- beidseitig symmetrische, beidseitig unsymmetrische oder einseitige Übungsausführung
- etc.

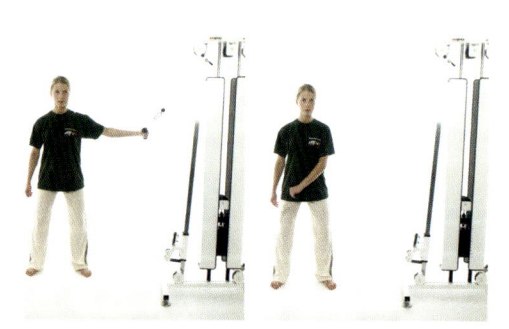

Armsenken seitlich von Schulterhöhe
- Heranziehen mit möglichst gestrecktem Arm

Armsenken seitlich von über Schulterhöhe
- Koordination der Schulterblattbewegung

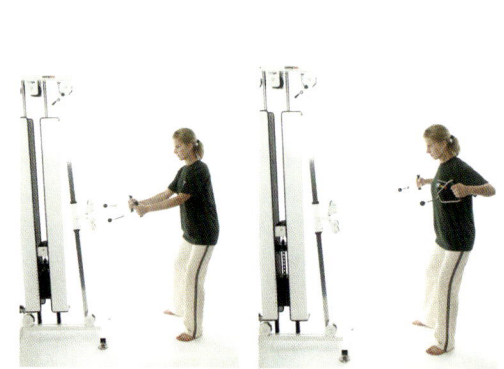

Rudern im Stand
- Oberkörpervorlage
- Knie leicht gebeugt
- Handrücken in Ausgangsposition oben
- die gestreckten Arme bis kurz vor dem Körper ziehen (rudern Brusthöhe)
- Aufrichtung der Brustwirbelsäule bleibt erhalten. Schulterblätter bleiben angenähert

Variation:
- stärkere Oberkörpervorlage, Widerstand tiefer
- veränderte Handhaltung
- Arme auch in Endposition nahezu gestreckt (butterfly reserve); Zug zur Seite neben den Körper

Zusätzliche Übungen mit Schwerpunkt Körperhaltung (einfache Beispiele)

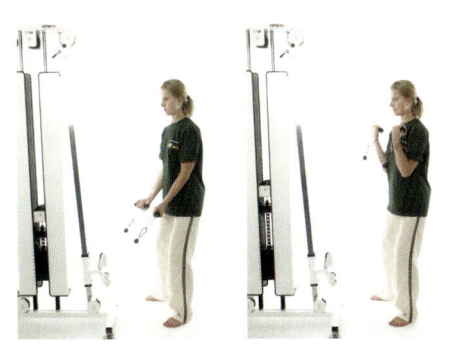

Bicepscurls
- Parallelstellung oder Schrittstellung
- Oberarme bleiben am Körper
- Arm wird gegen den Widerstand gebeugt
- Ausweichbewegung in der Wirbelsäule vermeiden
- Schulterblätter bleiben fixiert, Schultern werden nicht angehoben

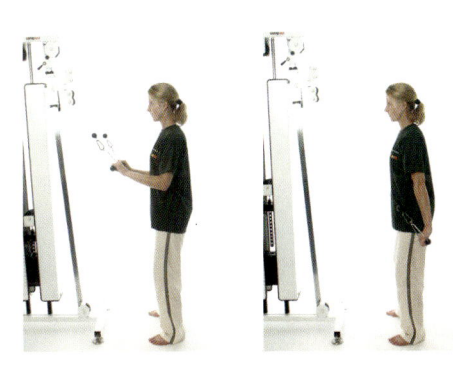

Tricepscurls
- Parallelstellung oder Schrittstellung
- Oberarme bleiben am Körper
- Arm wird gegen den Widerstand gestreckt
- Ausweichbewegung in der Wirbelsäule vermeiden

Kräftigung der schulterhebenden Muskulatur

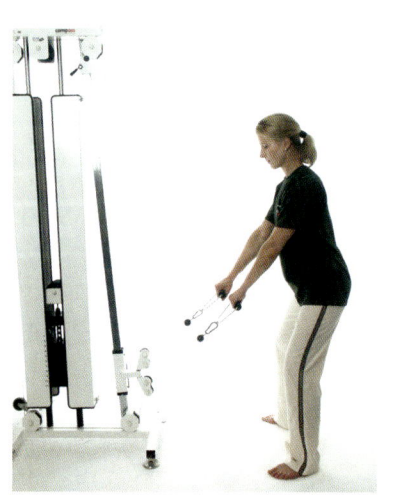

Armheben vorlings
- Handrücken in Ausgangsposition oben
- Zug nach oben neben den Körper, Oberarm etwa schulterhöhe
- Schulterblätter bleiben angenähert
- Aufrichtung der Brustwirbelsäule bleibt erhalten
- Daumen zeigen in Endstellung zum Körper

Armheben vorlings über Schulterhöhe
- Koordination der Schulterblattbewegung

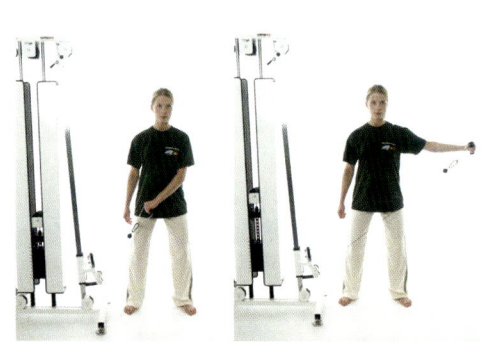

Armheben seitlings
- Seitstellung
- Arm seitlich neben den Körper anheben (Abduktion)
- Aufrichtung der Brustwirbelsäule bleibt erhalten
- Daumen zeigen in Endstellung nach oben

Armheben seitlings über Schulterhöhe
- Koordination der Schulterblattbewegung

4.7 Lockerungen, Schüttelungen, Ritualisierungen, Centering als Stundenein- und ausstiege

Lockerungs- und Schüttelungsübungen
Lockerungen und Schüttelungen sind sanfte Einstiege in die Übungen oder den Unterricht. Sie können das Erwärmen ersetzen und schaffen einen entspannten Körper und wachen Geist.

1. „Sich nach unten Schütteln"
Die Ausgangsstellung ist der schulterbreite, entspannte Stand (Qigong-Stand). Von den Beinen aus wird der ganze Körper in kleine Schüttelbewegungen versetzt. Die Verspannungen und Müdigkeit werden nach unten geschüttelt. Wichtig ist ein relativ schneller Rhythmus und eine kleine Bewegungsamplitude. Dabei sollte man sich vorstellen, dass alle Spannungen im Oberkörper (Schultergürtel, Rücken) nach unten in die Beine und den Boden geschüttelt werden. Der Oberkörper wird mit der Zeit leichter und entspannter. Die Beine werden immer schwerer. Bei der Übung soll die HWS gestreckt sein und der Kopf aufrecht über der HWS „schweben".

„Schleudern"
Diese Übung aus dem Qigong oder Taiji entspannt den gesamten Oberkörper und das Becken.
Die Ausgangsstellung ist der schulterbreite, entspannte Stand (Qigong-Stand). Die Übung ist auch auf einem Hocker sitzend möglich.

Über das Becken wird abwechselnd ein Drehimpuls für den gesamten Körper nach links und nach rechts gegeben. Die Füße, die Knie und der Kopf bleiben dabei fest stehen. Vom Becken aus dreht sich der ganze Oberkörper und die Arme „fliegen" entspannt um den Körper. Der Schultergürtel und die Arme sind entspannt und locker.

Diese Übung kann mit sehr unterschiedlicher Intensität durchgeführt werden. Sie kann mehrere Minuten durchgeführt werden.

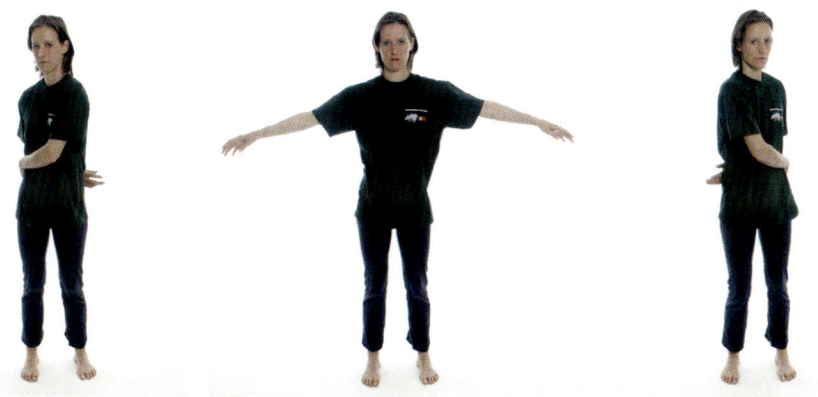

„Arme pendeln lassen"

Diese Übung erfordert ein wenig Übung und Geschick. Die Ausgangsstellung ist wiederum der Qigong-Stand.

Die Arme pendeln entspannt nach vorne und nach hinten. Die Beine werden so gebeugt und gestreckt, das die Arme durch die Beinbewegung angetrieben werden. Durch die Kniestreckung erhalten die Arme einen Schwung nach vorne und mit der nächsten einen Schwung nach hinten.

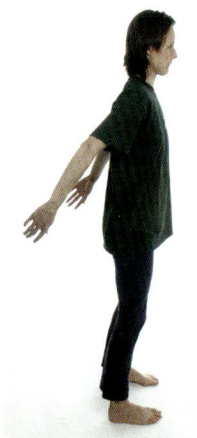 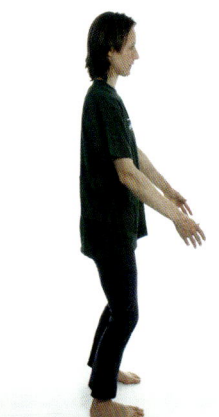 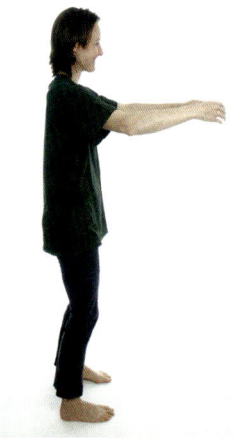

„Meridianklopfen"

Ausgangsstellung ist ein entspannt-aufrechter Stand (Qigong-Stand).

> „Strecke den linken Arm entspannt nach vorne aus und lassen die Handfläche nach oben zeigen. Mit der rechten ganzen Handfläche klopfst du nun den Verlauf der Yin-Meridiane. Beginne an der linken Brust und klopfe an der Innenseite des Arms bis zu den Fingerspitzen. Drehe den Arm dann um, damit du an der Außenseite des Arms bis zur Schulter hochklopfen kannst. Klopfe eine Weile die Nackenmuskulatur und lasse die rechte Hand danach den Hinterkopf bis zum höchsten Punkt des Kopfes und dann zur Stirn klopfen. Anschließend absolvierst du diesen Ablauf auf der anderen Seite."

Die Wirkung dieser Übung liegt in der Anregung des Blut- und des Qi-(Energie)flusses in der Schulternackenregion.

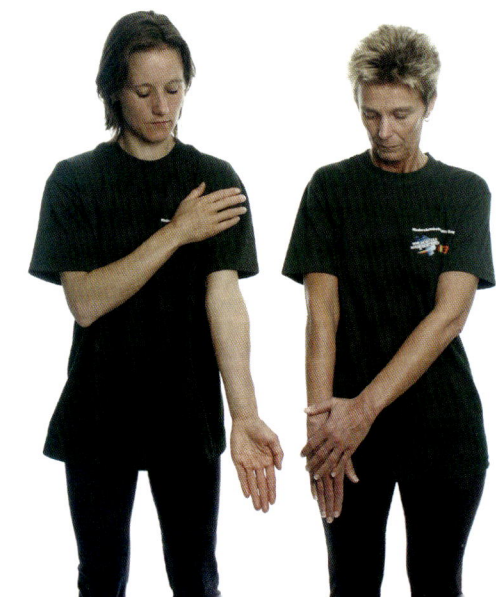

Stundenein- und ausstiege

Ritualisierung

Erfahrene Kursleiter greifen gerne auf ein Ritual zurück, welches sie zur Stundeneinstimmung und zum Stundenausklang immer wiederkehrend nutzen. Dieses Ritual kann z. B. eine bestimmte Bewegungs- und Übungsabfolge sein.

Vorteile eines Rituals:
- klarer fester Rahmen für die Stunde (Anfangs- und Abschlussreiz)
- Wiedereinstieg und -ausstieg mit vertrauten Übungen
- Automatisierung von ausgewählten Übungen
- möglicher Einstieg in ein Heimprogramm

Möglicher Ritualaufbau für die Nackenschule:

Schleudern

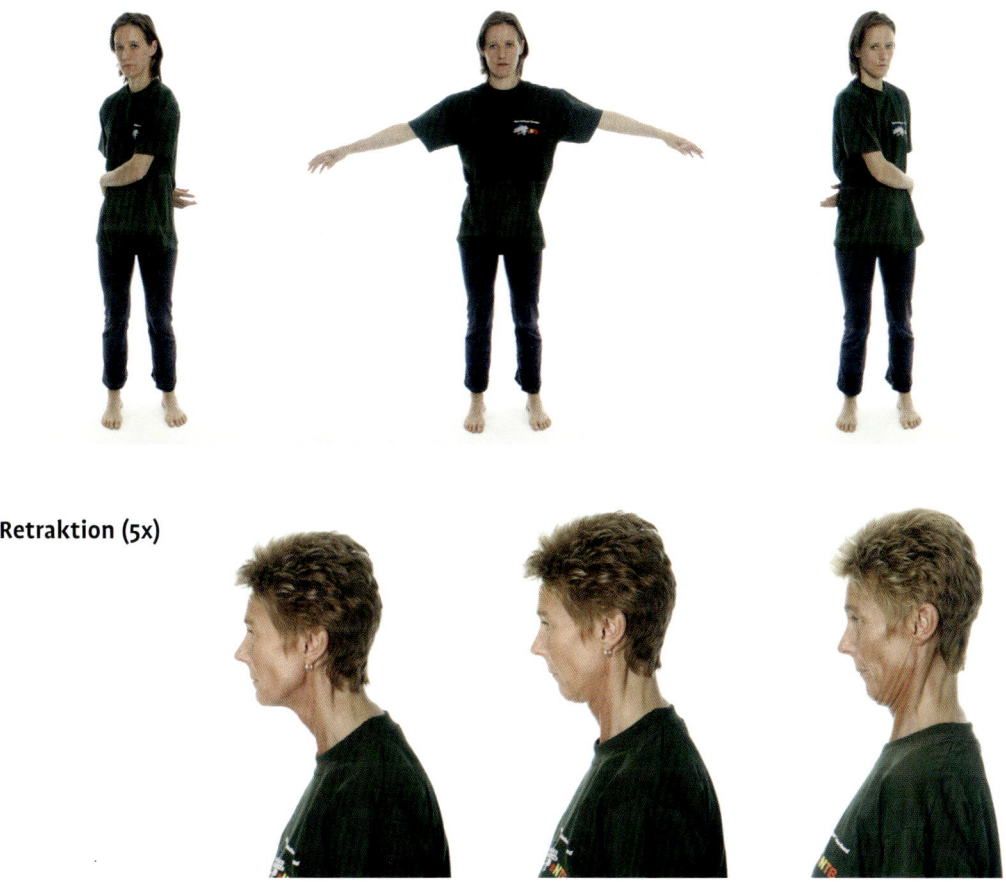

Retraktion (5x)

Retraktion – Extension (3 – 5x)

Ausgangsposition Retraktion

Kopf und Nacken rückwärts beugen, ohne das Kinn nach vorne gleiten zu lassen.

Diese Übung kann im Sitzen, Stehen und Liegen durchgeführt werden.

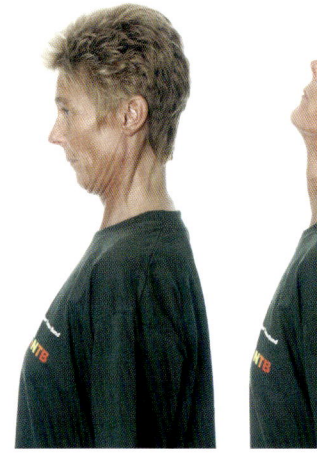

Seitneigung (3 – 5x)

Ausgangsposition Retraktion

Das Ohr wird Richtung Schulter geführt.

Diese Übung kann im Sitzen und Stehen durchgeführt werden.

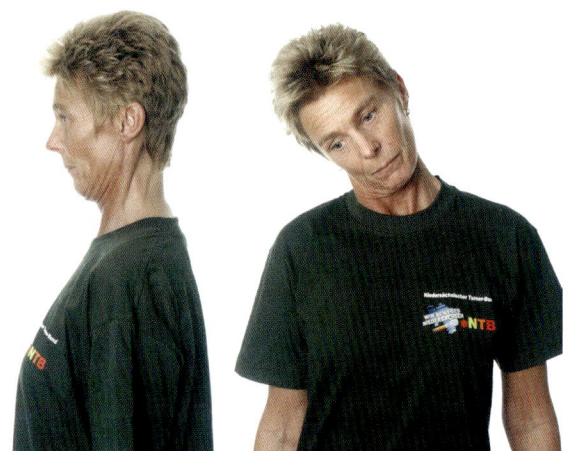

Retraktion – Rotation (3 – 5x)

Ausgangsposition Retraktion

Kopf drehen (zu beiden Seiten).

Diese Übung kann im Sitzen, Stehen und Liegen durchgeführt werden.

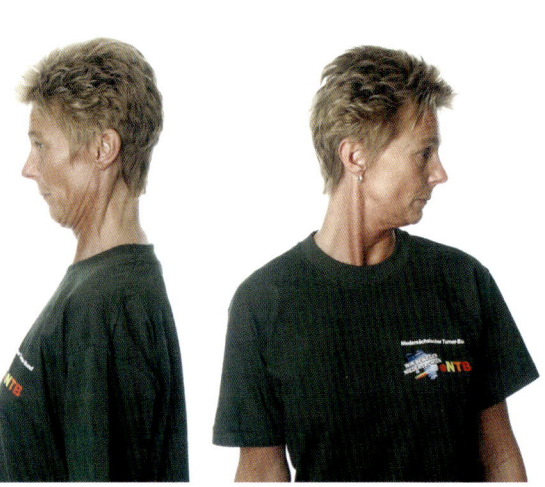

Entspannung Schulter (PMR)

2 – 3 Atemzüge Spannung aufbauen und halten; 3 – 5 Atemzüge Entspannung spüren und wirken lassen

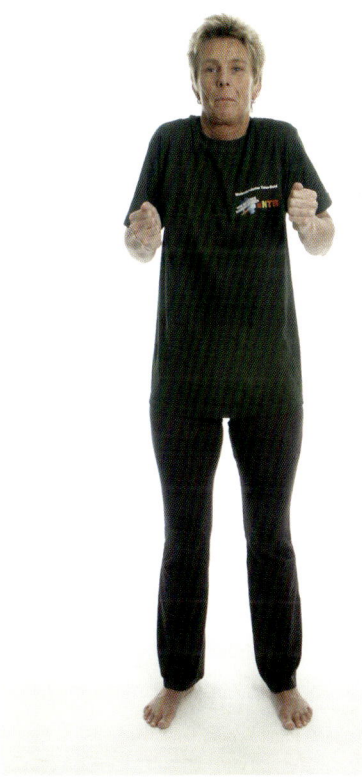
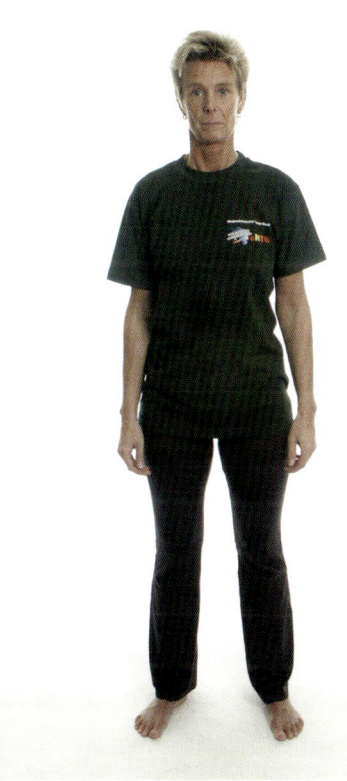

Centering

Das Centering kann zum Einstieg einer Stunde genutzt werden, um die Teilnehmer auf die nachfolgende Kursstunde vorzubereiten:

Beispiel:
„Bevor wir nun mit unserer Stunde beginnen, ... mache erst einmal eine Pause ...
Nimm dir Zeit für dich. ... Nimm dir Zeit um ganz anzukommen. ... Genieße die Zeit. ... Lasse dich von der Musik begleiten.
Nimm ein bequeme Position ein. ... Du kannst deine Körperposition jederzeit verändern. ...
Nimm wahr, wie du mit deinen Füssen festen Kontakt zum Boden hast. ... Du fühlst dich verwurzelt mit dem Boden. ... Du stehst (sitzt) sicher und fest. ...
Richte deine Aufmerksamkeit langsam nach innen. ... Atme ganz ruhig. ... Spüre die Ruhe in dir wachsen. ... Höre die Musik und lasse dich tragen. ... Schließe die Augen (wenn du willst) oder fixiere einen Punkt im Raum. Spüre einen Zustand von Entspannung und Wachheit. ... Dies ist deine erfrischende Pause. ...
Denke noch einmal an die Geschehnisse des heutigen Tages ... an das, was dich beschäftigt. ... Lasse all die Bilder, ... Geräusche und Stimmen, ... vielleicht auch Gerüche, ... Stimmungen, ... Gedanken einfach passieren, ... um dann alles mit dem Ausatmen loszulassen.
Tanke mit jeder Einatmung innerlich Energie. ... Spüre langsam die Kraft wachsen. ... Nimm dir Zeit deine „Batterie" wieder aufzuladen und dich zu sammeln. ...
Ganz langsam ... in deinem eigenen Tempo ... kommst du zurück ... Atme noch einmal tief ein und wieder aus, ... bewege langsam deine Zehen, ... bilde mit den Händen Fäuste, ... bewege deine Arme und Beine, ... recke und strecke dich, ... öffne langsam deine Augen ... und komme ganz an in unserer Kursstunde. Heute werden wir ... (Thema benennen)".

4.8 Stundenmodelle

Die Unterrichtsinhalte der Nackenschule haben einen zielgerichteten didaktischen Aufbau im Kursverlauf. Die Themen und die Übungsauswahl hängen stark von den Bedürfnissen und der Befindlichkeit der Gruppe ab. Mögliche Themenschwerpunkte können sein:
- Kennen lernen und Einstieg in die Nackenschule
- Wahrnehmung des Körpers und der Körperhaltung
- Ursachenerforschung, „Was haben meine Beschwerden mit mir und meinem Verhalten zu tun?"
- Wahrnehmung und Beeinflussung der eigenen Haltung im Sitzen, Stehen und/oder in der Arbeitshaltung
- Wahrnehmung und Beeinflussung der eigenen Spannungs-, Kraft- und Beweglichkeitsverhältnisse in der unteren, oberen Wirbelsäule, im Schultergürtel und/oder dem Kopf, z. B.
  - „Wahrnehmen von Spannungsverhältnissen der Muskeln im Nackenbereich"
  - „Vermittlung von Techniken zu Entspannung verspannter Muskeln"
- Die Haltungen und Belastungen am Arbeitsplatz
- Ritualisierung und das eigene Übungsprogramm
- Einführung in verschiedene Sportarten wie z. B. das Rückenschwimmen, das Walking oder Entspannungsverfahren wie Taiji/Qigong, Progressive Muskelrelaxation

Der Aufbau einer Kursstunde ist klassisch in Einleitung, Hauptteil und Abschluss unterteilt. Im Unterschied zu normalen Sport- und Bewegungsangeboten finden im Hauptteil häufig auch theoretische Informationsblöcke zu verschiedenen Themen statt.

Einleitung: Einstimmung, Körperwahrnehmung, Aufwärmspiele, Lockerungen, Schüttelungen, Ritualisierungen

Hauptteil: Körperwahrnehmung und Körperhaltung (immer!), Mobilisation, Dehnung, Kräftigung, Herz-Kreislauf-Training

Infoblock: Theorie zu Anatomie und biomechanische Prinzipien, Alltags- und Berufsbelastungen, Stress, Wirkungen von Entspannungstechniken, Wirkungen von und Einführung in den Ausdauersport, Hilfen und Hilfsmittel aus der Ergotherapie, Ideenaustausch, etc.

Abschluss: Körperwahrnehmung, Entspannungsübungen, Entspannungsverfahren, Lockerungen, Schüttelungen, Ritualisierungen, sanfte Dehnung zur Entspannung, Herz-Kreislauf-Training, Abschlussgespräch

Im folgenden Unterrichtsbeispiel mit dem Stundenschwerpunkt:
- Wahrnehmung und Beeinflussung der eigenen Spannungs-, Kraft- und Beweglichkeitsverhältnisse in der unteren, oberen Wirbelsäule, im Schultergürtel und/oder dem Kopf, hier
  - „Wahrnehmen von Spannungsverhältnissen der Muskeln im Nackenbereich"
  - „Vermittlung von Techniken zur Entspannung verspannter Muskeln"

werden die drei Unterrichtsabschnitte Einleitung, Hauptteil und Abschluss mit ausgewählten Inhalten gefüllt.

Stundenmodelle

Stundenabschnitt	Ziel	Inhalte	spezielle Methodik	Anmerkung
Einleitung	Abfrage der Befindlichkeit Aufwärmen, Fokussierung auf den eigenen Körper	– kurzes Gruppengespräch – Gehvariationen zur Musik; kleine Aufgaben mit den Sandsäckchen, Variationen mit Sandsäckchen auf dem Kopf – Lockerungsübungen „Arme pendeln lassen" und „Schleudern"	Abfrage nach Veränderung (vorher/nachher) und Haltung, Kreisaufstellung Abfrage nach Veränderung (vorher/nachher) und Haltung	Hinführung zum Thema Spannungsverhältnisse
Hauptteil Körperwahrnehmung	Abtasten und Wahrnehmen der Spannungsverhältnisse in der Nackenmuskulatur	– Partnerweises Erfühlen des Spannungszustandes der Nackenmuskulatur mit entspannten Schulter und mit 90 Grad angehobenen Arm und nahezu 180 Grad gehobenen Arm – Erklärung des biomechanischen Prinzips „Der Schultergürtel liegt auf dem Brustkorb auf", „Technik des Fahrstuhls", „Position der Ellenbogen"	– Partnerarbeit und -feedback – Zusammentragen der Ergebnisse in der Gruppe	Das Partnerfeedback sollte ohne Wertung erfolgen.
Mobilisation/ Kräftigung	Erlernen der Bewegungstechnik: Schultergürtel sitzt auf dem Brustkorb. Die Schulterblätter stellen das Gegengewicht beim Armheben und werden runtergezogen	– Übung „Schulterkreisen Kraftlos" mit Betonung der Entspannung beim Senken der Schulterblätter – Partnerübung Armheben: der Partner legt die Hände auf das Schulterblatt und fixiert das Schulterblatt nach unten beim Armheben	Partnerfeedback und Verstärkung des Bewegungsgefühls beim Partner durch taktile Hilfe Abfrage der Veränderungen	Zeit lassen!
Dehnung	Körperwahrnehmung und Dehnung der betroffenen Muskelpartien	Dehnung u. a. des – oberen Trapezmuskels – Schulterblatthebers – Kopfwendermuskels	entspannte Atmosphäre (Musikeinsatz möglich)	Korrekturen!!!
Abschluss Entspannung Stundenfeedback	Entspannung von Körper und Geist, Rückmeldung an den Übungsleiter	– Wiederholung „Progressive Muskelrelaxation", bewusster Schwerpunkt „Schulter und Nacken" – Blitzlicht	In der Sammlungphase auf den bewussten SP „Schulter und Nacken" hinweisen. Rückmeldung von jedem bzgl. aktuelles Befinden, Spannungsgefühl	Rahmen der Entspannung beachten!

Das schablonenhafte Wiederholen oder Übernehmen von rezepthaften Stundenbildern ist wenig sinnvoll. Es ist auch die individuelle und kreative Unterrichtsgestaltungen und die Flexibilität in der Reaktion auf Kurssitationen, die einen guten Kursleiter ausmachen.

5 Alltagsempfehlungen

Das Hauptziel der Nackenschule ist eine langfristige Veränderungen des Alltags-, Bewegungs- und Sportverhaltens. Dazu einige Tipps!

5.1 Nackenbasics

Unsere 12 Nackenbasics:
Unter Basics verstehen wir Grundlagen der Bewegungstechnik, des Bewegungs-, Entspannungs- und Arbeitsverhaltens.
Alle 12 Basics sollten im Rahmen einer Nackenschule vermittelt und geübt werden und sind Grundlage der persönlichen Nackengesundheit.

Grundsätzliche Basics:
- 1 G Bewege Dich vielseitig und betreibe regelmäßig Ausdauertraining (Walking, Jogging, Rückenschwimmen, …)!
- 2 G Langandauernde Bewegungen/Haltungen erfordern Pausen und eine Änderung der Haltung!
- 3 G Lerne die Signale Deines Körpers wahrzunehmen und adäquat zu reagieren!
- 4 G Gehe Deinen Alltag gelassen an und entspanne Dich und Deine Nackenmuskulatur bewusst nach „spannenden oder anspannenden" Situationen. Reduziere Deinen eigenen Erwartungsdruck! Setze Dir positive, attraktive und realistische Ziele!
- 5 G Bewerte Deine Rücken- und Nackenschmerzen als ein Verlangen dieser Körperregion nach Aufmerksamkeit. Nehme die Herausforderung an, herauszufinden, was Dir fehlt (Bewegung, Training, Entspannung, Wärme …). Schmerzen haben selten schwerwiegende Ursachen!

Fortsetzung nächste Seite

Spezielle Basics:

6 S   Nehme überwiegend eine entspannt-aufrechte Körperhaltung ein!
7 S   Lerne Dich über den Brustkorb aufzurichten, der Schultergürtel und Kopf richtet sich darüber automatisch auf.
8 S   Schultergürtel sinken lassen: Lasse so oft es geht bewusst die Schultern sinken.
9 S   Schulterblatt gleiten: Lerne die möglichen Bewegungsrichtungen der Schulterblätter und übe diese regelmäßig.
10 S Kopfgleiten: Lerne mit dem Kopf über den Schultergürtel zu gleiten. Dabei streckt sich der Nacken!
11 G Lerne diese Basics bewusst und gezielt in den verschiedensten Situation zu überprüfen und zu nutzen!
12 G Lebe mit Herz und Seele; Sei glücklich!!! ☺

5.2 Ergonomie des Bildschirmarbeitsplatzes

Bei der Einrichtung eines Computerarbeitsplatzes sind viele verschiedene Dinge zu beachten. Einige Veränderungen sind schnell, kostengünstig und einfach vorzunehmen. Andere Veränderungen müssen mittelfristig geplant und finanziert werden. Die folgenden Empfehlungen beziehen sich auf beruflich genutzte Bildschirmarbeitsplätze. Für einen in der Freizeit genutzten Computer können manche Regeln toleranter gehandhabt werden.

Bildschirmhöhe
Die Höhe des Bildschirms steht im unmittelbarem Zusammenhang mit ihrer Tätigkeit. Es sollten häufige seitlich und auf- und abwärts gerichtete Bewegungen vermieden werden. Das bedeutet, dass benötigte Unterlagen und der Bildschirm dicht zusammen stehen sollten. Dafür eignet sich ein Konzepthalter oder eine Buchstütze. Für Personen, die mehr mit Büchern oder Ordnern beschäftigt sind, sollte der Bildschirm abgesenkt werden. Dafür muss der Schreibtisch zweigeteilt sein.

Beim Arbeiten ganz ohne (z. B. Call Center) oder mit wechselnden Vorlagen kann die Bildschirmhöhe folgendermaßen herausgefunden werden: Die Augen werden geschlossen und man setzt sich dann mit geradem Rücken und Halswirbelsäule vor den Bildschirm. Dann werden die Augen geöffnet und geradeaus geschaut. In dieser Höhe sollte sich der Bildschirm befinden. Meistens ist der Blick dann leicht abwärts gerichtet.

Bildschirmrichtung
Der Bildschirm und Tastatur sollten sich frontal vor dem Körper befinden. Nur wenn der Computer sehr selten benutzt wird, kann der Bildschirm leicht seitlich versetzt gestellt werden. Da das Blickfeld nur 35 Grad in jede Richtung beträgt, führt ein seitlich versetzter Bildschirm zu einer einseitigern Rotation der Halswirbelsäule. Im Blickfeld sollten sich alle oft benutzen Gegenstände befinden.

Bildschirmabstand/Platzbedarf
Der Platzbedarf hängt davon ab, ob mit einem Flachbildschirm oder einem gewöhnlichen Bildschirm gearbeitet wird. Es wird zwischen Bildschirm und Tastatur für eine Skriptablage oder die oben erwähnte Buchstütze 30 cm Platz gerechnet. Die Tastatur belegt weitere 20 cm der Tischtiefe. Zum Ablegen der Hände kann eine Tastatur mit Auflagefläche oder ein Polster verwendet werden. Das entlastet den Schulter- Nackenbereich. Es gibt diese in verschiedenen Ausführungen. Dafür sollten 10 cm zur Verfügung stehen. Ideal ist eine Schreibtischtiefe von 100 cm.

Der Stuhl
Vor der Anschaffung eines Bürostuhls sollte eine Beratung in einem Fachgeschäft erfolgen und der Stuhl mindestens eine Woche am Arbeitsplatz zu erprobt werden.

Für den Schulter-Nackenbereich sind vor allem die Armlehnen entscheidend. Die Armlehnen sollten so hoch sein, dass die Arme bequem aufliegen können, ohne den Rücken krümmen oder die Schultern hochziehen zu müssen. Ferner sollten Armlehnen dicht am Körper liegen und kurz sein, damit mit dem Bürostuhl nahe an den Schreibtisch herangerollt werden kann.
Kopfstützen sind für die reine Schreibtischtätigkeit nicht notwendig.

Pult und Steharbeitsplatz
Schreibarbeiten, Telefonate und Ähnliches lassen sich oft gut oder besser im Stehen durchführen. Dafür haben einige Anbieter von ergonomischen Arbeitsplätzen verschiedene Lösungen gefunden.

Eine einfache Lösung ist, sich ein schräges Stehpult zu bauen oder zu kaufen, welches auf die (dann hoffentlich große) Schreibtischplatte gestellt wird. Es besteht dann immer wieder die Möglichkeit, bei der Arbeit aufzustehen. Außerdem gibt es höhenverstellbare Tische, an denen sitzend oder stehend gearbeitet werden kann.

5.3 Sport und Bewegung

Drei Grundüberlegungen sollten in der Wahl der Sportart von Bedeutung ein:

1. Das Lust- und Ausgleichsprinzip findet auch hier Anwendung. Der Sport, soll erstens Spaß machen und zweitens ein sinnvoller Ausgleich zu den Alltags- und Berufsbelastungen sein.
2. Das „Falsch-Richtig-Syndrom" vermeiden. Es gibt nur ganz wenige Sportarten, die man für Schulter-Nacken-Betroffene grundsätzlich ausschließen kann. Personen mit einer guten Körperwahrnehmung und einem guten Körperbewusstsein werden die idealen Bewegungen (nach dieser Lektüre in jedem Fall) selbst herausfinden.
3. Letzendlich sind Faktoren wie „Spaß", „Geselligkeit" und „Wohlgefühl" in ihren gesundheitsfördernden Wirkungen nicht hoch genug einzuschätzen.

Das Ausgleichsprinzip im Sport bedeutet:

- Arbeitnehmer an einem Computerarbeitsplatz z. B. profitieren sicherlich von anderen Sportarten als körperlich schwer Arbeitende. Für Erstere sind alle Bewegungsangebote und Sportarten als Ausgleich für den bewegungsarmen Arbeitsplatz äußerst sinnvoll, solange nicht die gleiche Grundhaltung eingenommen wird. Fahrradfahren, Schach oder Motorsport wären nur bedingt empfehlenswerte Sportarten. Alle schwer körperlich arbeitenden Personen profitieren eher von entlastenden, weniger von durch Kraft (und Schnelligkeit) geprägte Sportarten.

- Besonders geeignet sind die Ausdauersportarten mit ihren wenig gelenkbelastenden gleichmäßigen Bewegungen, z. B. Walking/Nordic Walking, Jogging, Inlineskating, Aerobic, Fahrradfahren (im senkrechten Sitz) und das (Rücken) Schwimmen. Die alltägliche Brustschwimmtechnik führt häufiger zur Verstärkung von Nackenbeschwerden.

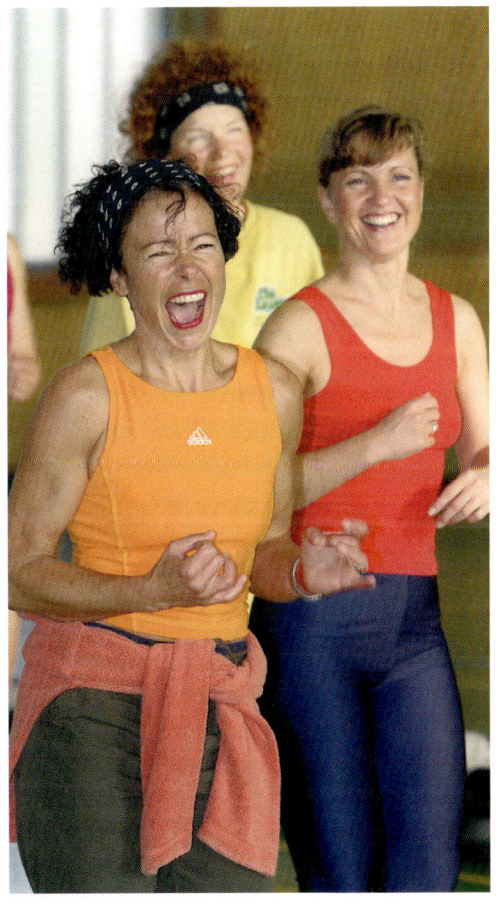

Sport und Bewegung

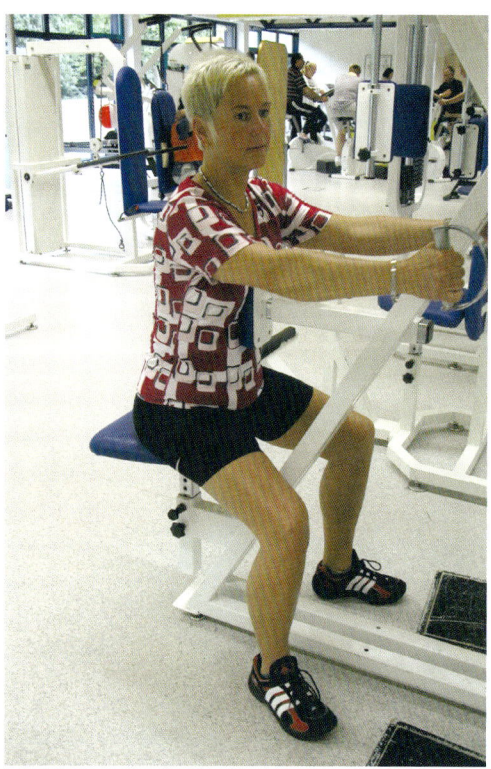
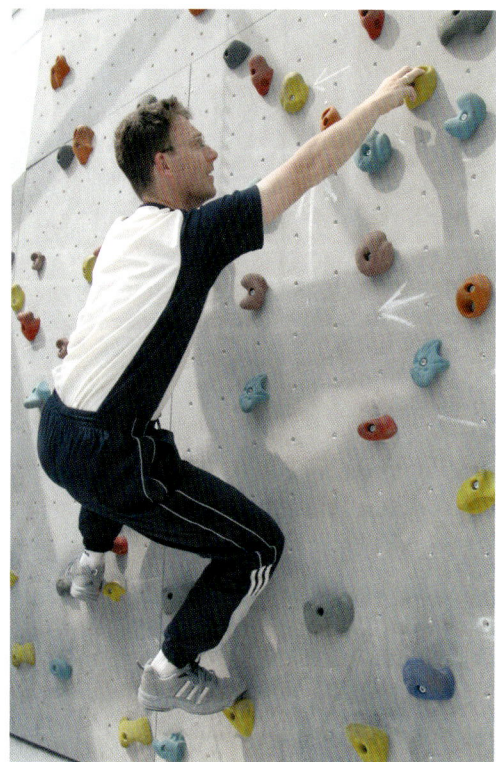

- Gerade das Krafttraining an Geräten und unter qualifizierter Betreuung kann eine sinnvolle Kräftigung in der Rumpfmuskulatur und Beinmuskulatur bewirken. Vorsicht ist bei Übungen zur Kräftigung der hinteren, vorderen und seitlichen Nackenmuskulatur geboten. Diese Übungen wirken teilweise schmerzverstärkend, da bei einer schlechten Technik kompensatorisch die falschen Muskeln arbeiten und spannungsverstärkend wirken.

- Entspannungsverfahren in Bewegung sorgen für eine gute Regeneration von Körper und Psyche und sind effektive und dabei sanfte Trainingmöglichkeiten (z. B. Yoga, Qigong/Taiji, Feldenkrais).

- Alle anderen Sportarten sollten selbst ausprobiert werden. Häufig führen jedoch Überkopfbewegungen und starke Kopfbewegungen in den Nacken (Reklination), wie sie beim Badminton oder Squash vorkommen, zu Problemen.

Und bitte nicht vergessen: Es soll Spaß machen!

6 Literatur

AL HUANG, C./LYNCH, J: Denkender Körper – tanzender Geist. Freiburg 1995.

APELL, H.-J./STANG-VOSS, C.: Funktionelle Anatomie. München 1986.

BERNSTEIN, D. A./BORKOVEC, T. D.: Entspannungstraining – Handbuch der progressiven Muskelentspannung. Stuttgart 2002[10].

BLUME, M.: Akrobatik mit Kinder. Aachen 1995.

BRENNER, H.: Das große Buch der Entspannungstechniken. München 1989.

BUNDESZENTRALE FÜR GESUNDHEITLICHE AUFKLÄRUNG, Band 6: Was hält den Menschen gesund. Köln 2002.

BUSKIES, W./DEMSKI, N.: Rückenfitness – Grundlagen, Übungen, Spiele. Wiebelsheim 2004[2].

DREHER-EDELMANN, G.: Gymnastik für die Hals- und Brustwirbelsäule. Stuttgart 1997[2].

DYCHTWALD, K: Körperbewusstsein. Essen 1981.

EVJENTH, O./HAMBERG, J.: Auto-Stretching, selber dehnen. Alfta (Schweden) 1997.

FELDENKRAIS, M.: Bewußtheit durch Bewegung. Frankfurt a. M. 1978.

FRANKLIN, E.: Hundert Ideen für mehr Beweglichkeit. Wetzikon (Schweiz) 1995.

FRANKLIN, E.: Entspannte Schultern, gelöster Nacken. München 2000[2].

HOCHSCHILD, J.: Funktionelle Anatomie: Strukturen und Funktionen begreifen. Therapierelevante Details. Stuttgart 2002[2].

HÖFLER, H.: Die Nackenschule – Übungsprogramme für Kopf, Hals und Schulter. München 2000[2].

HORN, H.-G./STEINMANN, H.-J.: Medizinisches Aufbautraining. Stuttgart 1998.

JÖLLENBECK, D.: Bewegung von Kopf bis Fuß. Reinbek 1993.

KAPANDJI, I. A.: Funktionelle Anatomie der Gelenke – Schematisierte und kommentierte Zeichnungen zur menschlichen Biomechanik. Band 1. Obere Extremitäten. Stuttgart 1999[3].

KAPANDJI, I. A.: Funktionelle Anatomie der Gelenke – Schematisierte und kommentierte Zeichnungen zur menschlichen Biomechanik. Band 3. Rumpf und Wirbelsäule. Stuttgart 1999[3].

KEMPF, H.-D.: Die Rückenschule. Reinbek bei Hamburg 1998.

MCKENZIE, R.: Die Selbstbehandlung für den Nacken. New Zealand 1986.

Meier, H.: Medizinische Trainingstherapie – Methodik der MTT. Mühlhausen 1997.

MÜLLER, E.: Du spürst unter deinen Füßen das Gras. Frankfurt 2002.

MÜLLER-WOHLFAHRT, H.-W.: So gewinnen Sie mehr Lebenskraft. München 2003.

NIEDERSÄCHSISCHER TURNER-BUND E. V.: Ausbildungsskripte zur Übungsleiterlizenz Entspannungstrainer Prävention. Melle 2003

NIETHARD, F. U./PFEIL, J.: Orthopädie. Stuttgart 1997[3].

SAMMER, U.: Entspannung erfolgreich vermitteln – Progressive Muskelentspannung und andere Verfahren. Stuttgart 1999.

SELYE, H.: Streß – Bewältigung und Lebensgewinn. München 1988.

STUHLMACHER, J.: Erste Schritte im Qigong. Heidelberg 1996.

Ein gesunder Rücken ist heute für viele Menschen eher Wunsch als Wirklichkeit. So leiden 80 % aller Erwachsenen in Deutschland unter Rückenschmerzen.

Rückenschmerzen ade

Die Autoren zeigen anhand von über 100 Übungen ohne Geräteaufwand, wie durch ein ausgewogenes Kraft-, Dehn-, Mobilisations- und Entspannungstraining aller beteiligten Muskelgruppen das „Volksleiden" Rückenbeschwerden vermieden bzw. gelindert werden kann. Ergänzend gibt es zahlreiche Tipps zum rückengerechten Alltagsverhalten.

Ein Praxisbuch für Rückenkurslehrer, Übungsleiter, Fitnesstrainer, Physiotherapeuten, aber natürlich auch alle, die ihrem Rücken etwas Gutes tun wollen.

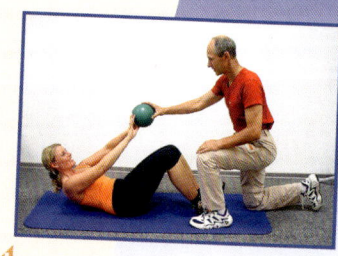

Limpert Verlag GmbH
Industriepark 3
56921 Wiebelsheim
Tel.: 06766/903-160
Fax: 06766/903-320
E-Mail: vertrieb@limpert.de

Wolfgang Buskies / Nicole Demski
Rückenfitness
Grundlagen – Übungen – Spiele

2. Auflage 2004,
144 S., 260 Abb., kt.
ISBN 3-7853-1695-X
Best.-Nr. 343-01695   € 14,95

www.verlagsgemeinschaft.com